Mariem Nouira
Nesrine Souayeh
Hajer Nouira

Para a implementação da telemedicina na Tunísia

Mariem Nouira
Nesrine Souayeh
Hajer Nouira

Para a implementação da telemedicina na Tunísia

Conhecimentos e percepções dos médicos

ScienciaScripts

Imprint
Any brand names and product names mentioned in this book are subject to trademark, brand or patent protection and are trademarks or registered trademarks of their respective holders. The use of brand names, product names, common names, trade names, product descriptions etc. even without a particular marking in this work is in no way to be construed to mean that such names may be regarded as unrestricted in respect of trademark and brand protection legislation and could thus be used by anyone.

Cover image: www.ingimage.com

This book is a translation from the original published under ISBN 978-620-6-72106-2.

Publisher:
Sciencia Scripts
is a trademark of
Dodo Books Indian Ocean Ltd. and OmniScriptum S.R.L publishing group

120 High Road, East Finchley, London, N2 9ED, United Kingdom
Str. Armeneasca 28/1, office 1, Chisinau MD-2012, Republic of Moldova, Europe
Printed at: see last page
ISBN: 978-620-8-32981-5

Conteúdo

Currículo

Introdução:

A implementação da telemedicina na Tunísia teve pouco sucesso e não está muito difundida nem é bem conhecida entre os profissionais de saúde, tendo sido realizados muito poucos estudos sobre o assunto.

Métodos:

Este foi um estudo descritivo transversal em linha sobre conhecimentos, atitudes e práticas realizado em outubro de 2022.

Resultados:

Foi incluído um total de 243 médicos. Mais de metade dos médicos (59,3%) tinha um baixo nível de conhecimentos sobre telemedicina.

Relativamente à avaliação das atitudes, a maioria dos inquiridos (89,3%) obteve uma pontuação média ou elevada para os benefícios perdidos. Mais de três quartos dos inquiridos obtiveram uma pontuação moderada ou elevada para o grau de compatibilidade perdida da telemedicina com a sua prática. A maioria dos inquiridos (93%) tem uma vontade moderada ou elevada de experimentar a telemedicina.

Conclusão:

A atitude positiva dos médicos tunisinos em relação à telemedicina e a sua vontade de a experimentar na sua prática futura são encorajadoras para a sua implementação generalizada na Tunísia.

1 INTRODUÇÃO

mundo atual assiste a uma rápida evolução das tecnologias audiovisuais e digitais. A disponibilidade da Internet permitiu obter ganhos impressionantes em termos de tempo e de distância. Face a todos estes progressos, a medicina à distância está a desenvolver-se a um ritmo cada vez mais rápido (1).

As tecnologias da informação e da comunicação (TIC) desempenham um papel cada vez mais importante e dominante no sector da saúde. Representam uma multiplicidade de soluções para as diferentes dificuldades encontradas no exercício da medicina (2). A telemedicina, um dos meios mais promissores das TIC, está a assumir uma importância cada vez maior na prática da medicina moderna, a fim de responder às novas necessidades e desafios no domínio da saúde (3).

A Organização Mundial de Saúde define a telemedicina como "A prestação de serviços de cuidados de saúde, em que a distância é um fator crítico, para todos os profissionais de saúde que utilizam as TIC para trocar informações válidas para o diagnóstico, o tratamento e a prevenção de doenças e lesões, a avaliação da investigação e a formação contínua dos prestadores de cuidados de saúde, com o objetivo de promover a saúde dos indivíduos e das suas comunidades" (4).

O termo telemedicina foi introduzido pela primeira vez na literatura médica anglo-saxónica nos anos 70 do século XX. A história da telemedicina começou com o desenvolvimento de trocas epistolares entre médicos (sinais de fumo, reflexo de luz) para enviar mensagens à distância. Com o advento da Internet, surgiu a era da telemedicina "moderna" (5).

Os serviços de telemedicina foram inicialmente reservados aos doentes idosos com doenças crónicas que não podiam deslocar-se aos centros de saúde para um acompanhamento e um controlo regulares das suas doenças (6,7).

Posteriormente, foram identificados e definidos os domínios de aplicação da telemedicina. A telemedicina abrange procedimentos como a teleconsulta, a teleespecialização, a telemonitorização médica, a teleassistência médica, a resposta médica telefónica, etc. (8).

A crise sanitária provocada pela pandemia de COVID-19 pôs em evidência a relevância e a importância da telemedicina no domínio da medicina. Durante a pandemia, a utilização de várias formas de telemedicina aumentou. A telemedicina permitiu assim um acesso equitativo aos cuidados de saúde para todas as categorias socioeconómicas de doentes, melhorou o acesso aos serviços de saúde para os doentes geograficamente isolados ou com perda de autonomia e facilitou a coordenação entre os diferentes prestadores de cuidados de saúde(9,10).

No entanto, a sua aplicação na Tunísia e noutros países em desenvolvimento tem tido pouco sucesso e uma utilização modesta ou mesmo limitada por várias razões (11,12). Os aspectos jurídicos da utilização da telemedicina podem ser uma das principais limitações à sua generalização.
Na Tunísia, o enquadramento legal para a prática da telemedicina foi obtido com a publicação do Decreto Presidencial n.º 318/2022, em abril de 2022 (13).
No entanto, a prática dos vários aspectos da telemedicina na Tunísia não está muito difundida nem é bem conhecida entre os profissionais de saúde, e foram realizados muito poucos estudos sobre o assunto. Os médicos são os actores principais e fundamentais da implementação, da prática, da manutenção e do desenvolvimento da telemedicina. Por conseguinte, é essencial fazer um balanço da situação e ter uma ideia mais clara da perceção que os médicos têm da telemedicina.
É neste contexto que se insere o nosso estudo, cujo objetivo principal é avaliar os conhecimentos, as atitudes e as práticas dos médicos tunisinos em relação à telemedicina. O objetivo secundário do nosso estudo era determinar os obstáculos à sua utilização na prática médica.

2 MÉTODOS

1. Tipo de estudo

Trata-se de um estudo observacional transversal descritivo em linha do tipo Conhecimentos, Atitudes e Práticas (CAP), realizado em outubro de 2022.

2. População do estudo

Os dados foram recolhidos em linha utilizando um formulário do Google Forms que foi enviado por correio eletrónico a uma grande amostra de médicos.

Foi enviada uma mensagem de correio eletrónico introdutória explicando o enquadramento do estudo e o seu principal objetivo, indicando que os dados seriam tratados com o devido respeito pela confidencialidade e pelo anonimato. Os participantes foram informados de que a sua participação no estudo se baseia exclusivamente no seu livre arbítrio e que são livres de se absterem de participar no estudo ou de deixarem de responder ao formulário em qualquer altura.

2.1. Critérios de inclusão

- Ser um médico tunisino qualificado (médico de clínica geral ou especialista) que exerça na Tunísia durante o período de estudos, no sector público ou privado, independentemente da sua especialidade (médico de clínica geral/médico de família ou especialista/hospital universitário).
- Concordar em participar no inquérito (obter o consentimento).

2.2.2.2. Critérios de não-inclusão

Os médicos em formação (internos/residentes) não foram incluídos no nosso estudo.

1.3. Critérios de exclusão

Retirada da participação a meio (Questionário não preenchido até ao fim).

3. Amostragem do estudo

A amostra do nosso estudo não foi selecionada aleatoriamente. No entanto, tentámos atingir um número muito elevado de médicos em toda a Tunísia, utilizando uma lista de correio eletrónico quase exaustiva de médicos registados no Conselho Médico e a lista de correio eletrónico adicional de todos os docentes dos hospitais universitários pertencentes à Faculdade de Medicina de Tunes. O nosso estudo foi efectuado em linha com base na participação voluntária e na resposta em linha ao formulário enviado.

4. Recolha de dados

Os dados foram recolhidos utilizando um questionário estruturado do Google Forms distribuído em linha através de uma lista de correio eletrónico a uma grande amostra de médicos.

O questionário foi desenvolvido com base numa revisão da literatura sobre telemedicina. Incluía itens/perguntas fechados e semi-abertos, divididos em quatro partes principais:

- Dados sócio-demográficos de base (12 perguntas): idade, sexo, anos de experiência, especialidade, competências informáticas, etc.
- Conhecimentos sobre telemedicina (5 perguntas e uma pontuação).
- Atitudes em relação à telemedicina (6 perguntas e uma pontuação).
- Prática da telemedicina.

4.1. Secção de conhecimentos

A secção relativa aos conhecimentos foi avaliada através de 12 perguntas. Os participantes foram convidados a responder a estas perguntas selecionando "Sim" ou "Não". Eis alguns exemplos de perguntas colocadas nesta secção:

"Conhece os benefícios da telemedicina?

"Sabe quais são as tecnologias utilizadas na telemedicina?"

"Tem conhecimento da regulamentação em vigor relativa à prática da telemedicina?

Foi atribuída uma pontuação de conhecimento a cada resposta. A resposta "Sim" recebeu 1 ponto e a resposta "Não" recebeu 0 pontos.

A pontuação total de conhecimentos pode variar entre um mínimo de 0 e um máximo de 12 nesta secção.

O nível de conhecimento foi determinado através desta pontuação, da seguinte forma:

- Uma pontuação de conhecimento < 6 indicava um baixo nível de conhecimento da telemedicina,
- enquanto uma pontuação > 6 indicava um bom nível de conhecimentos de telemedicina.

4.2. Secção Atitudes

A secção ATITUDES era composta por 4 subsecções:

- Benefícios percebidos.
- Grau de compatibilidade com a prática.
- Capacidade ou vontade de praticartelemedicina.
- Ameaças-complexidades-inconveniências.

Foi pedido aos participantes que indicassem o seu nível de concordância ou discordância com várias afirmações sobre telemedicina.

Foi utilizada uma escala de Likert de 4 pontos para medir a pontuação da atitude em cada secção (Concordo totalmente=4; Concordo=3; Não sei (indeciso)=2; Discordo=1; Discordo totalmente=0). Com exceção das questões relativas à complexidade, que foram classificadas de forma inversa (0 = concordo totalmente e 4 = discordo totalmente).

Eis alguns exemplos das perguntas feitas em cada secção:

- Benefícios percebidos: "A telemedicina pode melhorar o acesso dos doentes aos cuidados médicos".
- Grau de compatibilidade com a prática: "Penso que a telemedicina pode ser integrada eficazmente na minha prática médica".
- Capacidade ou disponibilidade para praticar telemedicina: "Estou disposto a oferecer consultas médicas à distância através de plataformas de telemedicina."
- Ameaças-complexidades-inconveniências per^us: "A telemedicina é demasiado complexa para ser implementada na minha prática médica."

Foi calculada uma pontuação total para cada secção da secção ATITUDES. Uma pontuação igual ou inferior a 49% foi considerada baixa, uma pontuação entre 50% e 70% foi considerada média e uma pontuação igual ou superior a 71% foi considerada alta, indicando assim o nível de atitude dos participantes em cada secção.

4.3. Secção PRÁTICAS

As práticas dos médicos foram avaliadas com base nas seguintes questões:

"Já efectuou algum procedimento de telemedicina?

"Se sim, a que taxa?

"Em caso afirmativo, por que meios efectuou procedimentos de telemedicina?

5. Análise estatística

Para a estatística descritiva, as variáveis categóricas foram expressas em termos de frequências absolutas e relativas (percentagens), enquanto as variáveis quantitativas foram expressas como a média (± desvio padrão). O teste do qui-quadrado foi utilizado para comparar as percentagens entre os diferentes grupos. O teste t de Student foi utilizado para comparar duas médias em amostras independentes. A análise estatística foi efectuada utilizando o software SPSS (versão 23.0, IBM Corp). Um valor de $p < 0,05$ foi considerado significativo.

6. Pesquisa bibliográfica

Utilizámos o Zotero para a gestão bibliográfica.

As bases de dados consultadas durante a pesquisa bibliográfica foram : Pubmed, Scopus, Google Scholar e Science direct.

Utilizámos as seguintes palavras-chave: telemedicina; tecnologias da informação e da comunicação; conhecimentos; atitudes, práticas; médicos; Tunísia.

7. Considerações éticas

Todos os participantes foram informados do enquadramento e do objetivo principal do estudo antes da sua participação e foram cordialmente convidados a participar numa base voluntária. Todas estas informações foram mencionadas no texto do formulário Google Forms enviado por correio eletrónico. Foram também informados do seu direito de se recusarem a participar ou de se retirarem do processo de recolha de dados em qualquer altura. Todos os dados recolhidos e analisados foram tratados de forma anónima. A confidencialidade dos dados foi respeitada durante e após a recolha de dados. Antes da realização do estudo, foi obtida a aprovação do Comité de Ética do Hospital Regional Ben Arous, com o número de aprovação 11/2022.

3 RESULTADOS

I. Caraterísticas socioprofissionais

Participaram no estudo 243 médicos. Mais de metade (57,2%) eram mulheres, com um rácio de sexo (F/H) = 1,33. A idade dos participantes variava entre os 30 e os 72 anos. $^{-3}$A idade média foi de 45 ± 9,6 anos, com uma diferença significativa entre os géneros (48,4 anos para os homens vs. 42,4 anos para as mulheres, p<10) (Figura 1).

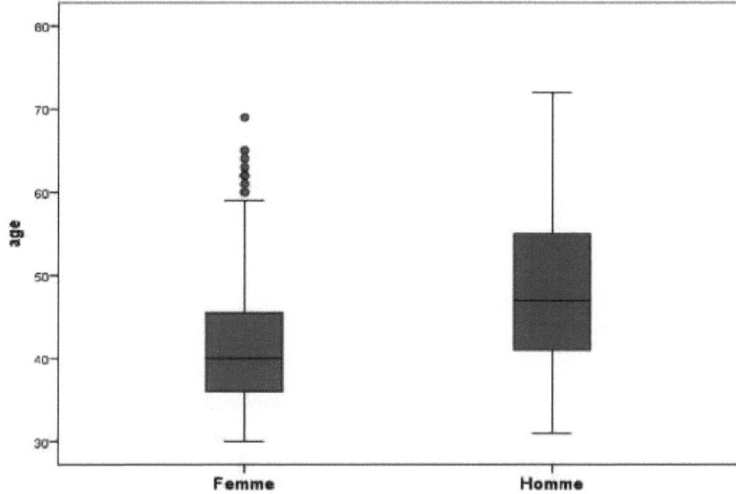

Figura 1. Gráfico de caixa da idade dos participantes por género (N=243).

A média de anos de experiência profissional foi de 14,3 ± 10,3 anos. A maioria (67,5%) trabalhava no sector público e eram médicos especialistas (79%), com predomínio das especialidades médicas (63,5%). Mais de metade (53,9%) eram médicos de hospitais universitários. A maioria (69,6%) trabalhava entre 31 e 50 horas por semana.

As caraterísticas sócio-profissionais dos participantes estão resumidas no Quadro I.

Tabela I. Distribuição dos participantes no estudo por caraterísticas sócio-profissionais

caraterísticas sócio-profissionais (N=243)

Estatuto sócio-profissional	Número	Percentagem (%)
Género		
Homens	104	42,8
Mulher	139	57,2
Categorias de idade (anos)		

30-39	81	33,3	
40-49	89	36,6	
> 50	73	30,0	
Anos de experiência			
<5	47	19,3	
5-10	69	28,4	
>10	127	52,3	
Setor de trabalho			
Público	164	67,5	
Privado	79	32,5	
Área de trabalho			
Urbano	233	95,9	
Rural	10	4,1	
Especialização			
Médico de clínica geral	51	21,0	
Especialista	192	79,0	
Tipo de especialidade (N=192)			
Médico	122	63,5	
Cirúrgico	60	31,3	
Biologia / fundamental	10		5,2
Horas trabalhadas (por semana)			
<30177 ,0			
31-409539 ,1			
41-507430 ,5			
51-602911 ,9			
>602811,5			

A maioria dos participantes (95,9%) tinha um nível médio ou avançado de competências informáticas (Figura 2).

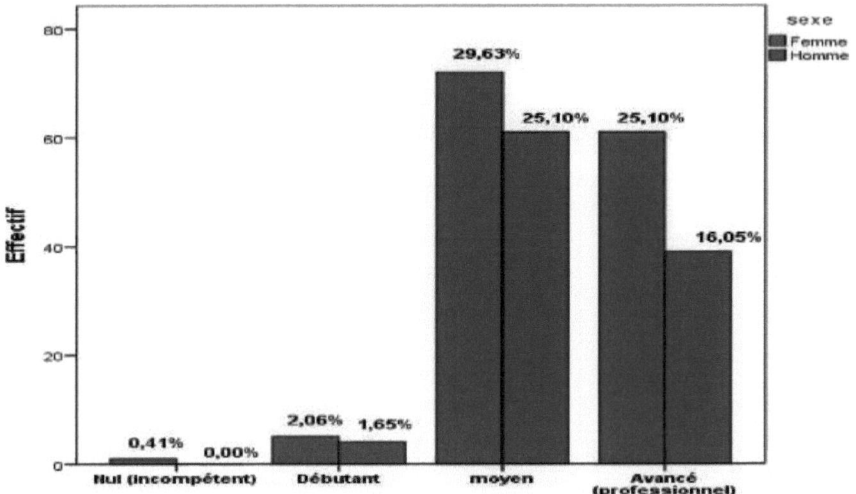

Figura 2. Distribuição das competências informáticas por género (N=243).

Mais de metade dos inquiridos (53,5%) afirmou dispor de uma boa ligação à Internet no local de trabalho e de um local adequado para a prática da telemedicina (58%). Quanto às ferramentas informáticas disponíveis no local de trabalho, a maioria tinha acesso a um computador (86,8%), mas mais de dois terços não dispunham de auscultadores (72,4%) e mais de metade não tinha acesso a uma câmara (56,8%) (Figura 3).

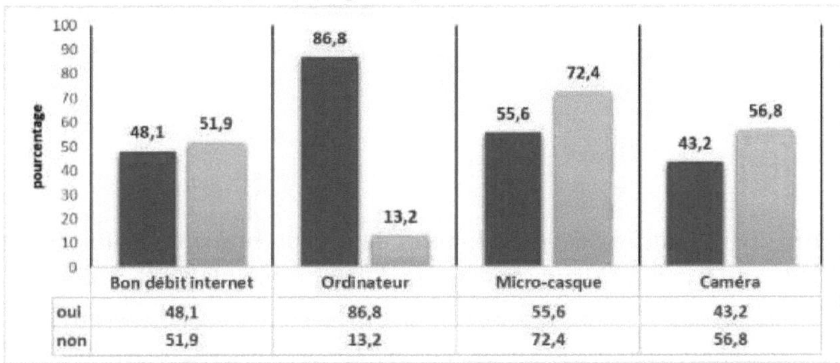

	Bon débit internet	Ordinateur	Micro-casque	Caméra
oui	48,1	86,8	55,6	43,2
non	51,9	13,2	72,4	56,8

Figura 3. Disponibilidade de ferramentas de TI no local de trabalho (N=243).

II. Avaliação dos conhecimentos

A maioria dos participantes (98,4%, N= 239) já tinha ouvido falar de telemedicina, mas mais de metade (56,8%, N= 138) não conhecia as diferentes áreas da sua aplicação.

Dos 219 inquiridos que responderam à questão sobre as principais fontes de informação e sensibilização para a telemedicina, os meios de comunicação social (televisão, rádio, redes sociais) (32,9%, N=72) ou os colegas (26,0%, N=57) foram os mais frequentemente citados (Figura 4).

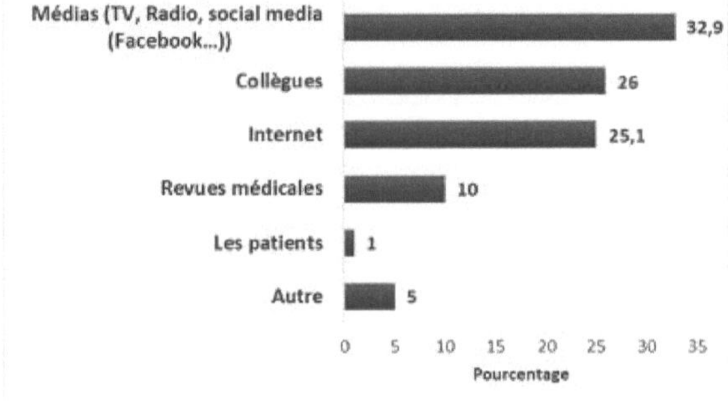

Figura 4. Formas de aprendizagem sobre telemedicina (N=219).

A atividade de telemedicina mais comum (63,8%, N=155) foi a teleconsulta (Figura 5).

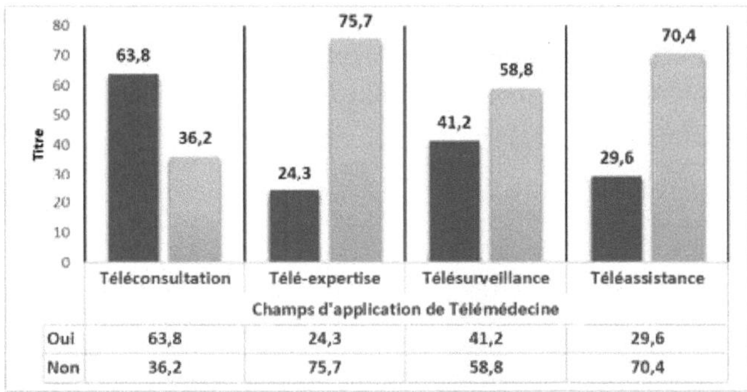

	Téléconsultation	Télé-expertise	Télésurveillance	Téléassistance
Oui	63,8	24,3	41,2	29,6
Non	36,2	75,7	58,8	70,4

Figura 5. Distribuição dos participantes de acordo com o seu conhecimento dos diferentes domínios de aplicação da telemedicina (N=243).

Apenas 95 médicos (39,1%) tinham ouvido falar do decreto que estabelece as condições da telemedicina na Tunísia.

Dos 155 médicos que responderam à pergunta "Conhece a regulamentação da telemedicina na Tunísia?", 93 (60%) responderam que não conheciam o conteúdo do decreto (figura 6).

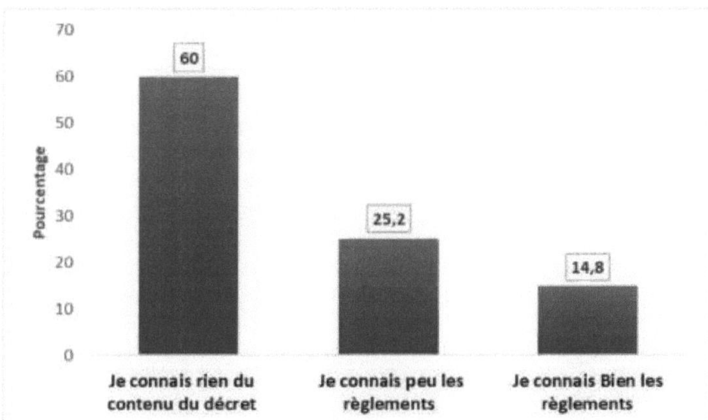

Figura 6. Distribuição dos participantes de acordo com o seu nível de conhecimento do conteúdo do decreto que estabelece os termos e condições para a prática da telemedicina na Tunísia (N=155).

O valor médio do escore de conhecimento foi de 5,2 ± 3,5 pontos, com extremos variando de 0 a 12 pontos (Figura 7).

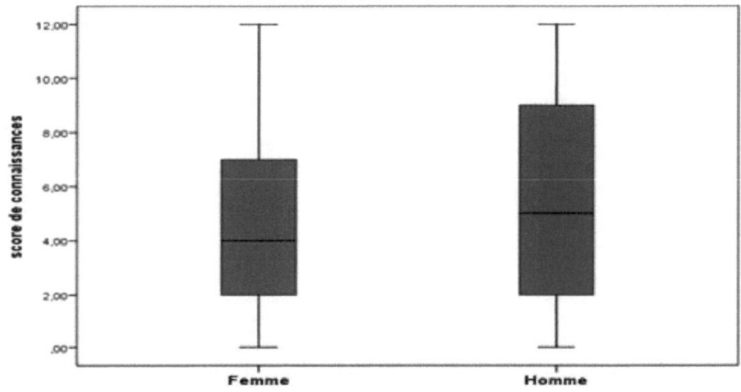

Figura 7. Gráfico de caixa da pontuação de conhecimentos dos participantes por género (N=243).

Mais de metade dos médicos (59,3%; N= 144) tinha um baixo nível de conhecimentos sobre telemedicina.

Um bom nível de conhecimentos foi significativamente associado à idade superior a 50 anos (p = 0,02) e aos anos de experiência superiores a 10 anos (p = 0,03) (quadro II).

Tabela II. Estudo da associação entre o nível de conhecimentos e caraterísticas sócio-demográficas da população estudada.

Caraterísticas	Nível de conhecimentos Baixa N (%)	Bom N (%)	P
Género			0,13
Homens	56 (53,8)	48 (46,2)	
Mulher	88 (63,3)	51 (36,7)	
Categorias etárias (anos)			**0,02**
[30-39]	55 (67,9)	26 (32,1)	
[40-49]	55 (61,8)	34 (38,2)	
> 50	34 (46,6)	39 (53,4)	
Anos de experiência			**0,03**
<5	43 (72,3)	13 (27,7)	
[5-10]	44 (63,8)	25 (36,2)	
>10	66 (52,0)	61 (48,0)	
Setor de trabalho			0,4
Público	100 (61,0)	64 (39,0)	
Privado	44 (55,7)	35 (44,3)	
Área de trabalho			1
Urbano	138 (59,2)	95 (40,8)	
Rural	6 (60,0)	4 (40,0)	
Especialização			0,3
Médico de clínica geral	27 (52,9)	24 (47,1)	
Especialista	117 (60,9)	75 (39,1)	
Horário de trabalho (por semana)			0,07
<30	9 (52,9)	8 (47,1)	
[31-40]	64 (67,4)	31 (32,6)	
[41-50]	41 (55,4)	33 (44,6)	
[51-60]	19 (65,5)	10 (34,5)	
>60	11 (39,3)	17 (60,7)	

III. Avaliação das atitudes

1. Benefícios da telemedicina

A pontuação média para os benefícios percebidos da telemedicina foi de 20,1±6 pontos (pontuação total variando de 0 a 28). A pontuação média foi significativamente mais elevada nos homens do que nas mulheres (21,4 vs. 19,2; p=0,004) (Figura 8).

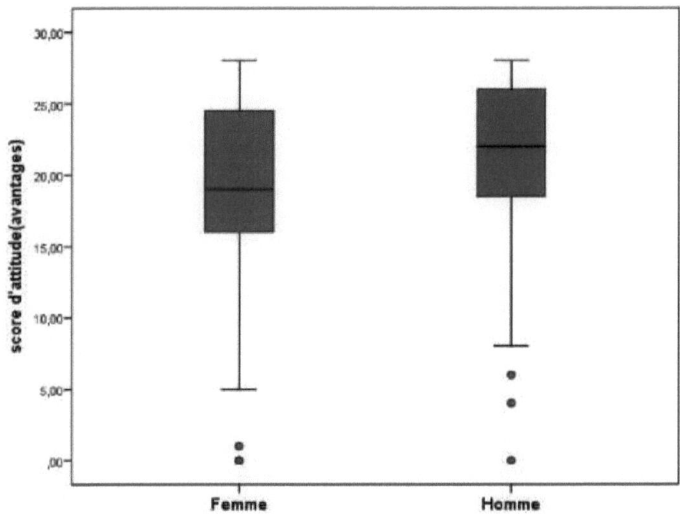

Figura 8. Gráfico de caixa da pontuação dos benefícios percebidos da telemedicina por género (N=243).

A maioria dos inquiridos (89,3%) obteve uma classificação média ou elevada para os benefícios que recebeu.

A maioria dos participantes concordou ou concordou fortemente que a telemedicina era útil para o doente (82,3%, N=200), para o médico (81,5%, N=198) e para o sistema de saúde em geral (74,5%, N=181).

A maioria dos participantes concordou ou concordou fortemente que a telemedicina melhora o acesso aos cuidados de saúde (82,3%, N=200) e facilita a comunicação entre os profissionais de saúde (86,4%, N=210).

Em resposta à pergunta "Na sua opinião, qual seria o principal benefício para a sua prática da realização de procedimentos de telemedicina?", os médicos citaram o benefício para os doentes (34,2%), a telemonitorização (22,2%) e a troca de opiniões e conselhos entre médicos (tele-especialização) (20,6%) (Figura 9).

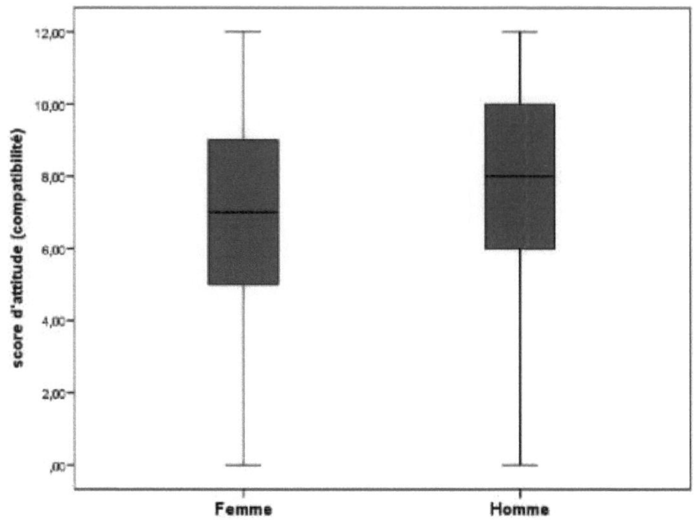

Figura 9. Gráfico de caixa da pontuação de compatibilidade de telemedicina perdida por género (N=243).

A maioria dos médicos inquiridos considera que a telemedicina representa o futuro da prática médica (70,8%, N=172), é uma necessidade (72,0%, N=175), é uma esperança (70,8%, N=172) e não interessa apenas aos especialistas (84,0%, N=204). A maioria (83,5%, N=203) dos inquiridos afirmou estar interessada na telemedicina.

2. Compatibilidade da telemedicina com a prática médica médicos

A pontuação média de compatibilidade perdida com a telemedicina foi de 7,3 ± 2,8 pontos (pontuação total variando de 0 a 12). A pontuação média foi ligeiramente mais elevada nos homens do que nas mulheres (7,8 vs. 7,0; p=0,005) (Figura 10).

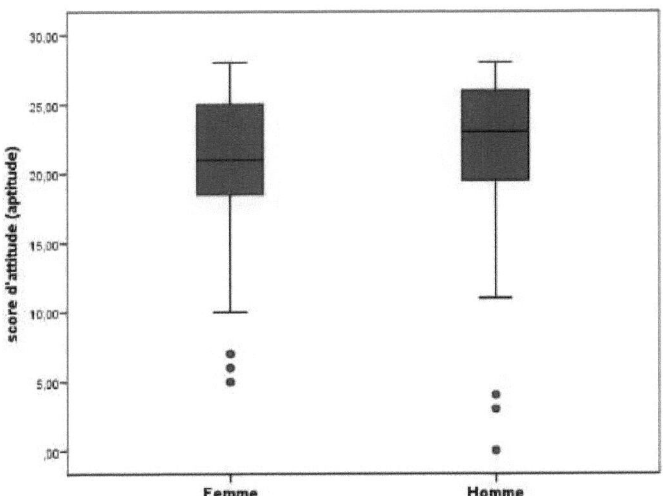

Figura 10. Gráfico de caixa da pontuação de aptidão e vontade de praticar telemedicina por género (N=243).

A maioria dos inquiridos (76,5%, N=186) obteve uma pontuação média ou elevada para o grau de compatibilidade perdida da telemedicina com a sua prática.

2.1. Capacidade e vontade de experimentar a telemedicina

A pontuação média da aptidão e motivação para experimentar a telemedicina (pontuação total de 0 a 28) foi de 21,5 ± 5,0 pontos. Não houve diferença significativa na pontuação média de acordo com o sexo (21,9 nos homens vs. 21,2 nas mulheres; p=0,3) (Figura 11).

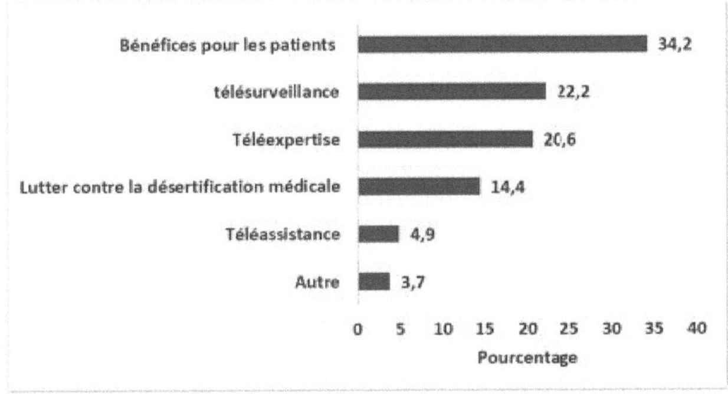

Figura 11. Distribuição dos participantes de acordo com o principal benefício recebido da telemedicina (N=243).

A maioria (93%, N=226) tinha uma vontade moderada ou elevada de experimentar a telemedicina.

A maioria dos participantes (86,8%, N=211) concordou ou concordou fortemente em receber formação em telemedicina; 78,2% (N=190) consideraram que a telemedicina seria útil nas suas práticas e 88,5% (N=215) concordariam em utilizar a telemedicina no futuro.

2.2. Complexidade perpétua e desvantagens

A pontuação média para a complexidade e a perceção de inconveniência da telemedicina foi de 14,8 ± 4,9 pontos (pontuação total variando de 0 a 27).

A maioria (64,6%, N=157) obteve uma pontuação média ou alta para não considerar a telemedicina complexa ou inconveniente (Tabela III).

Quadro III. Atitudes dos médicos em relação à telemedicina de acordo com a perceção dos benefícios, compatibilidade com a sua prática, vontade de experimentar e perceção das ameaças e desvantagens da telemedicina.

Atitudes dos médicos em relação à telemedicina de acordo com a perceção dos benefícios, compatibilidade com a sua prática, vontade de experimentar e perceção das ameaças e desvantagens da telemedicina (N=243)

Atitude	Discordo totalmente N (%)	Discordar N (%)	Não sabe (Indecis) N (%)	Concordo N (%)	Concordo plenamente N (%)	Pontuação média Média ± desvio padrão
Benefícios						**20,1 ± 6**
É uma prática intëressante (útil) **para o doente**	6 **(2,5)**	11 **(4,5)**	26 **(10,7)**	88 **(36,2)**	112 **(46,1)**	
É uma prática interessante (útil) **para o praticante**	8 **(3,3)**	10 **(4,1)**	27 **(11,1)**	88 **(36,2)**	110 **(45,3)**	
É uma prática interessante (útil) para **o sistema de saúde tunisino**	11 **(4,5)**	14 **(5,8)**	37 **(15,2)**	72 **(29,6)**	109 **(44,9)**	
Melhorar o acesso aos cuidados de saúde	7 **(2,9)**	11 **(4,5)**	25 **(10,3)**	91 **(37,4)**	109 **(44,9)**	
Reduz o risco de erro médico	41 **(16,9)**	57 **(23,5)**	71 **(29,2)**	45 **(18,5)**	29 **(11,9)**	
Facilita o diagnóstico e o tratamento	15 **(6,2)**	44 **(18,1)**	63 **(25,9)**	66 **(27,2)**	55 **(22,6)**	
Facilita a comunicação entre os profissionais de saúde	5 **(2,1)**	8 **(3,3)**	20 **(8,2)**	89 **(36,6)**	121 **(49,8)**	
Compatibilidade						**7,3 ± 2,8**
É compatível com todos os aspectos da minha prática clínica	39 **(16,0)**	57 **(23,5)**	70 **(28,8)**	39 **(16,0)**	38 **(15,6)**	

É compatível com a minha situação profissional atual	21 **(8,6)**	32 **(13,2)**	64 **(26,3)**	67 **(27,6)**	59 **(24,3)**	
Seria mais útil para monitorizar os idosos e as doenças crónicas.	7 **(2,9)**	12 **(4,9)**	42 **(17,3)**	100 **(41,2)**	82 **(33,7)**	
Capacidade/disposição para experimentar a telemedicina						**21,5 ± 5**
Gostaria de receber formação sobre esta prática	4 **(1,6)**	6 **(2,5)**	22 **(9,1)**	79 **(32,5)**	132 **(54,3)**	
É necessário (ou útil) utilizar a tëlëmëdecine na minha prática diária	7 **(2,9)**	15 **(6,2)**	31 **(12,8)**	82 **(33,7)**	108 **(44,4)**	
O julgamento de um pedido de tëlëmëdecine é uma oportunidade a ser aproveitada	4 **(1,6)**	8 **(3,3)**	26 **(10,7)**	93 **(38,3)**	112 **(46,1)**	
Um simples teste de uma aplicação de telemedicina é tudo o que é necessário para o avaliar.	18 **(7,4)**	64 **(26,3)**	95 **(39,1)**	42 **(17,3)**	24 **(9,9)**	
Estou disposto a experimentar uma aplicação de telemedicina (um exercício) antes de a utilizar.	5 **(2,1)**	5 **(2,1)**	14 **(5,8)**	105 **(43,2)**	114 **(46,9)**	
Estou aberto (aceito) à utilização da telemedicina	4 **(1,6)**	3 **(1,2)**	21 **(8,6)**	102 **(42,0)**	113 **(46,5)**	
É necessário e útil criar uma estrutura dedicada à prática da telemedicina em cada hospital.	4 **(1,6)**	9 **(3,7)**	30 **(12,3)**	76 **(31,3)**	124 **(51,0)**	
Ameaças / Complexidade / Desvantagens						**14,8 ± 4,9**
Exige demasiado esforço mental	24 **(9,9)**	60 **(24,7)**	77 **(31,7)**	70 **(28,8)**	12 **(4,9)**	
Seria difícil para mim **aprender**	4 **(1,6)**	17 **(7,0)**	50 **(20,6)**	106 **(43,6)**	66 **(27,2)**	
Para mim, seria difícil de **aplicar e utilizar**	10 **(4,1)**	19 **(7,8)**	62 **(25,5)**	98 **(40,3)**	54 **(22,2)**	
Aumenta a carga de trabalho	19 **(7,8)**	56 **(23,0)**	91 **(37,4)**	52 **(21,4)**	25 **(10,3)**	
Constitui uma **ameaça** à prática da medicina para o médico	14 **(5,8)**	36 **(14,8)**	87 **(35,8)**	75 **(30,9)**	31 **(12,8)**	

Implica **a responsabilidade médico-legal do** médico que não está abrangido por uma lei que protege os seus direitos	89 **(36,6)**	77 **(31,7)**	61 **(25,1)**	11 **(4,5)**	5 **(2,1)**
Constitui uma ameaça à confidencialidade e à privacidade dos doentes	29 **(11,9)**	54 **(22,2)**	81 **(33,3)**	54 **(22,2)**	25 **(10,3)**

Obstáculos percebidos à aplicação da telemedicina nos consultórios médicos
Os principais obstáculos e desincentivos à implementação da telemedicina foram: dificuldades organizacionais e de implementação (84%, N=204), exame incompleto dos doentes (80, 7%, N=196), custos elevados (80,7%, N=196), falta de formação (80,7%, N=196) e falta de recursos (80,7% , N=196).

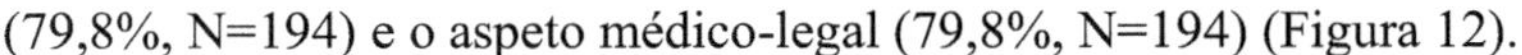
(79,8%, N=194) e o aspeto médico-legal (79,8%, N=194) (Figura 12).

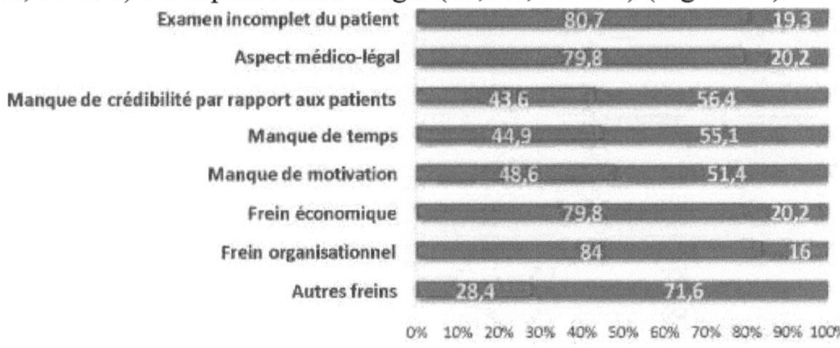

Figura 12. Principais obstáculos à aplicação da telemedicina

(N=243).

O estudo da associação entre os vários obstáculos citados à aplicação da telemedicina na Tunísia e os factores socioprofissionais da população estudada é apresentado no Quadro IV.

Tabela IV. Identificação dos principais obstáculos, percepcionados pelos médicos, à aplicação da telemedicina e estudo da sua associação com os factores socioprofissionais da população em estudo
aplicação da telemedicina e estudo da sua associação com os factores sócio-profissionais da população em estudo (N=243)

	Obstáculos à aplicação da telemedicina			
Factores socioeconómicos profissionais	**Travão organizacional**			
	SIM N (%)	**NÃO N (%)**	**OU [IC95%]**	**p**
Género				0,4
Homens	85 (81,7)	19 (18,3)	0,75 [0,4 -1,5]	
Mulher	119 (85,6)	20 (14,4)		
Categorias etárias				0,18
30-39	72	9	-	

	(88,9)	(11,1)		
40-49	70 (78,7)	19 (21,3)		
> 50	62 (84,9)	11 (15,1)		
Anos de experiência				0,12
<5	44 (93,6)	3 (6,4)	-	
5-10	57 (82,6)	12 (17,4)		
>10	103 (81,1)	24 (18,9)		
Setor de trabalho				**$<10^{-3}$**
Público	151 (92,1)	13 (7,9)	5,7 [2,7 -11,9]	
Privu	53 (67,1)	26 (32,9)		
Área de trabalho				1
Urbano	195 (83,7)	38 (16,3)	0,6 [0,07 -4,6]	
Rural	9 (90,0)	1 (10,0)		
Especialização				0,7
Mëdecine дёпёгак	42 (82,4)	9 (17,6)	1,2 [0,5 - 2,6]	
Especialista em Spë	162 (84,4)	30 (15,6)		
	Travão económico			
	SIM	**NÃO**	**OU**	**p**
Género				0,2
Homens	79 (76,0)	25 (24,0)	0,6 [0,4 - 1,2]	
Mulher	115 (82,7)	24 (17,3)		
Categorias etárias				0,6
30-39	67 (82,7)	14 (17,3)	-	
40-49	69 (77,5)	20 (22,5)		
> 50	58 (79,5)	15 (20,5)		
Anos de experiência				0,2
<5	39 (83,0)	8 (17,0)	-	
5-10	59 (85,5)	10 (14,5)		
>10	96	31		

	(75,6)	(24,4)		
Setor de trabalho				**0,001**
Público	141 (86,0)	23 (14,0)	3,0 [1,6 -5,7]	
Privado	53 (67,1)	26 (32,9)		
Área de trabalho				0,2
Urbano	184 (79,0)	49 (21,0)	-	
Rural	10 (100,0)	0 (0,0)		
Especialização				0,7
Mëdecine дёпёгак	40 (78,4)	11 (21,6)	1,1 [0,5 - 2,4]	
Especialista em Spë	154 (80,2)	38 (19,8)		
	Falta de motivação			
	SIM	**NÃO**	**OU**	**P**
Género				0,7
Homens	49 (47,1)	55 (52,9)	0,9 [0,6 -1,5]	
Mulher	69 (49,6)	70 (50,4)		
Categorias etárias				0,9
30-39	39 (48,1)	42 (51,9)	-	
40-49	42 (47,2)	47 (52,8)		
> 50	37 (50,7)	36 (49,3)		
Anos de experiência				0,1
<5	18 (38,3)	29 (61,7)	-	
5-10	39 (56,5)	30 (43,5)		
>10	61 (48,0)	66 (52,0)		
Setor de trabalho				0,6
Público	78 (47,6)	86 (52,4)	0,9 [0,5 - 1,5]	
Privu	40 (50,6)	39 (49,4)		
Área de trabalho				0,7
Urbano	114 (48,9)	119 (51,1)	1,4 [0,4 -5,2]	
Rural	4 (40,0)	6 (60,0)		

Especialização				0,04
Mëdecine дёпёrale	31 (60,8)	20 (39,2)	0,5 [0,3 - 1,0]	
Especialista em Spë	87 (45,3)	105 (54,7)		
	Falta de tempo			
	SIM	**NÃO**	**OU**	**P**
Género				**0,02**
Homens	38 (36,5)	66 (63,5)	0,6 [0,3 -0,9]	
Mulher	71 (51,1)	68 (48,9)		
Categorias etárias				0,7
30-39	35 (43,2)	46 (56,8)	-	
40-49	43 (48,3)	46 (51,7)		
> 50	31 (42,5)	42 (57,5)		
Anos de experiência				0,8
<5	19 (40,4)	28 (59,6)	-	
5-10	32 (46,4)	37 (53,6)		
>10	58 (45,7)	69 (54,3)		
Setor de trabalho				0,07
Público	67 (40,9)	97 (59,1)	0,6 [0,4 - 1,0]	
Privado	42 (53,2)	37 (46,8)		
Área de trabalho				0,5
Urbano	106 (45,5)	127 (54,5)	1,9 [0,5 - 7,7]	
Rural	3 (30,0)	7 (70,0)		
Especialização				0,5
Medicina geral	21 (41,2)	30 (58,8)	1,2 [0,6 - 2,3]	
Especialista	88 (45,8)	104 (54,2)		
	Falta de crédito	**bilidade em relação aos doentes**		
	SIM	**NÃO**	**OU**	**p**
Género				**0,007**
Homens	35 (33,7)	69 (66,3)	0,5 [0,3 - 0,8]	

Mulher	71 (51,1)	68 (48,9)		
Categorias etárias				**0,01**
30-39	45 (55,6)	36 (44,4)	-	
40-49	37 (41,6)	52 (58,4)		
> 50	24 (32,9)	49 (67,1)		
Anos de experiência				0,1
<5	24 (51,1)	23 (48,9)	-	
5-10	34 (49,3)	35 (50,7)		
>10	48 (37,8)	79 (62,2)		
Setor de trabalho				0,6
Público	73 (44,5)	91 (55,5)	1,1 [0,6 - 1,9]	
Privado	33 (41,8)	46 (58,2)		
Área de trabalho				0,1
Urbano	99 (42,5)	134 (57,5)	0,3 [0,08 - 1,2]	
Rural	7 (70,0)	3 (30,0)		
Especialização				0,2
Medicina geral	26	25	0,7 [0,4 - 1,3]	
	(51,0)	(49,0)		
Especialista em Spë	80 (41,7)	112 (58,3)		
	Aspectos médico-legais			
	SIM	**NÃO**	**OU**	**p**
Género				0,1
Homens	78 (75,0)	26 (25,0)	0,6 [0,3 - 1,1]	
Mulher	116 (83,5)	23 (16,5)		
Categorias etárias				0,8
30-39	66 (81,5)	15 (18,5)	-	
40-49	71 (79,8)	18 (20,2)		
> 50	57 (78,1)	16 (21,9)		
Anos de experiência				0,5

<5	40 (85,1)	7 (14,9)	-	
5-10	53 (76,8)	16 (23,2)		
>10	101 (79,5)	26 (20,5)		
Setor de trabalho				0,09
Público	126 (76,8)	38 (23,2)	0,5 [0,3 -1,2]	
Privu	68 (86,1)	11 (13,9)		
Área de trabalho				0,7
Urbano	186 (79,8)	47 (20,2)	0,9 [0,2 - 4,8]	
Rural	8 (80,0)	2 (20,0)		
Especialização				0,8
Mëdecine дёпёгак	40 (78,4)	11 (21,6)	1,1 [0,5 - 2,4]	
Especialista em Spë	154 (80,2)	38 (19,8)		
	Exame incompleto do paciente			
	SIM	**NÃO**	**OU**	**p**
Género				0,2
Homens	80 (76,9)	24 (23,1)	0,7 [0,3 - 1,2]	
Mulher	116 (83,5)	23 (16,5)		
Categorias etárias				0,2
30-39	69 (85,2)	12 (14,8)	-	

O sector de trabalho do médico foi significativamente associado à citação da barreira organizacional como um dos obstáculos percebidos para a implementação da telemedicina na Tunísia (92,1% dos médicos que trabalham no sector público vs. 67,1% dos médicos que trabalham no sector privado; p<10-3). Do mesmo modo, o sector de trabalho foi significativamente associado ao impedimento económico (86,0% dos médicos que trabalham no sector público vs. 67,1% dos médicos que trabalham no sector privado; p=0,001). A especialidade foi significativamente associada à perceção da falta de motivação como um dos obstáculos à prática da telemedicina na Tunísia (60,8% dos médicos de clínica geral vs. 45,3% dos especialistas; p=0,04). A falta de tempo foi significativamente (p=0,02) mais um obstáculo para as mulheres (51,1%) do que para os homens (36,5%). A falta de credibilidade em relação aos doentes foi significativamente associada ao género (51,1% das mulheres vs. 33,7% dos homens; p=0,007) e à faixa etária (55,6% na faixa etária 30-39 anos; 41,6% na faixa etária 40-49 anos; 32,9% na faixa etária >50 anos; p=0,01).

IV. Avaliação das práticas

Cerca de metade (46,9%, n=114) dos médicos inquiridos já recorreu à telemedicina pelo menos uma vez (Figura 13), utilizando o telemóvel (91%) ou as redes sociais (64%).

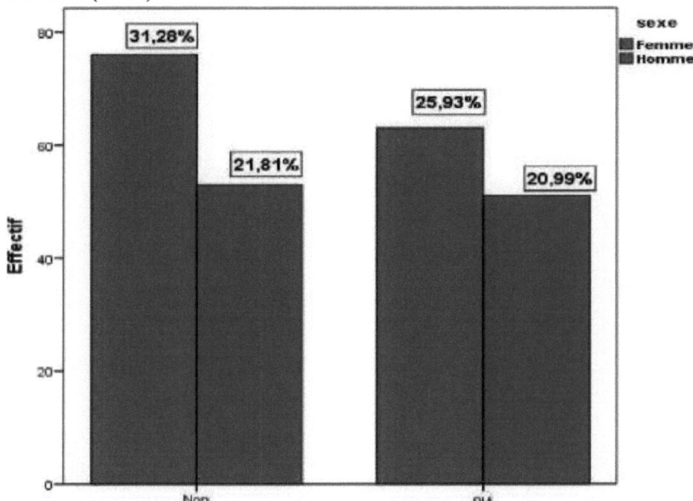

Figura 13. Distribuição da utilização da telemedicina por género (N=243).

Quase metade (44,5%) afirmou praticar telemedicina com regularidade (Figura 14).

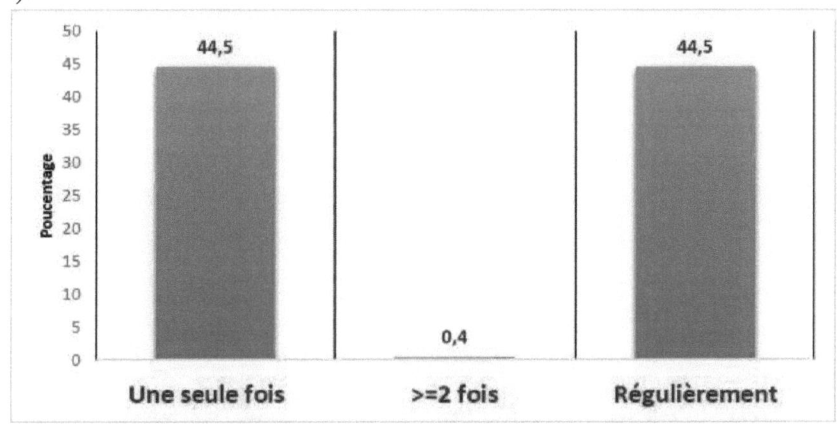

Figura 14. Distribuição dos médicos que utilizaram telemedicina, por frequência de utilização (N=110).

A maioria dos médicos que referiu ter praticado telemedicina, 82,4%, tinha cinco ou mais anos de experiência profissional; 55,3% eram mulheres; 59,6%

trabalhavam no sector público e 78,9% eram especialistas. Não se verificou uma associação estatisticamente significativa entre as caraterísticas socioprofissionais da população em estudo e a prática de telemedicina.
Mais de metade dos inquiridos (63,4%) afirmaram que tencionam utilizar a telemedicina nas suas actividades futuras e 32,1% mostraram-se indecisos.

4 DISCUSSÃO

O nosso estudo foi um estudo CAP descritivo e transversal que envolveu uma amostra de 243 médicos tunisinos, que foram entrevistados em linha utilizando um formulário do Google Forms. O principal objetivo do nosso estudo foi avaliar os conhecimentos, as atitudes e as práticas dos médicos tunisinos em relação à telemedicina. O objetivo secundário era determinar os obstáculos à sua utilização na prática médica.

O nível de conhecimentos de telemedicina foi considerado baixo para mais de metade dos médicos, com uma pontuação média de conhecimentos de 5,2 ± 3,5 pontos. Um bom nível de conhecimentos foi significativamente associado a uma categoria de idade superior a 50 anos e a anos de experiência superiores a 10 anos.

No que diz respeito às atitudes dos médicos em relação à telemedicina, a maioria atribuiu uma pontuação média a elevada aos benefícios percebidos da telemedicina, tais como a sua utilidade para o doente, para o médico e para o sistema de saúde em geral, o benefício de melhorar o acesso aos cuidados de saúde e a facilitação da comunicação entre os profissionais de saúde. A maioria dos médicos atribuiu uma pontuação média a elevada ao grau de compatibilidade perdida da telemedicina com a sua prática. A maioria dos médicos atribuiu uma classificação moderada a elevada à sua vontade de experimentar a telemedicina. Quase dois terços dos médicos obtiveram uma classificação moderada ou elevada para o facto de não considerarem a telemedicina complexa ou inconveniente.

A maioria dos médicos entrevistados considera que a telemedicina representa o futuro da prática médica, que é uma necessidade e que representa uma esperança para o futuro da medicina. Mais de três quartos dos inquiridos afirmaram estar geralmente interessados na telemedicina.

As principais barreiras e obstáculos à aplicação da telemedicina nos consultórios médicos foram as seguintes: dificuldades organizacionais e de implementação, exame incompleto dos doentes, custos económicos e remuneração, e o aspeto médico-legal da prática da telemedicina.

Cerca de metade dos médicos inquiridos já recorreu à telemedicina pelo menos uma vez, utilizando telemóveis ou redes sociais.

Tanto quanto sabemos, o nosso estudo é o primeiro na Tunísia a avaliar o nível de conhecimentos, atitudes e práticas dos médicos em relação à telemedicina.

A dimensão da nossa amostra foi considerável (N=243) e incluímos todas as categorias de médicos (médicos do sector público ou privado; especialistas e não especialistas). Todas as faixas etárias e gerações de médicos em atividade estão representadas.

O nosso estudo foi do tipo CAP. Este tipo de estudo epidemiológico apresenta várias vantagens no domínio da investigação em saúde pública. Permite compreender os comportamentos e as práticas dos indivíduos face a determinados problemas de saúde (tais como doenças, factores de risco ou intervenções sanitárias). Fornece dados úteis e valiosos, medindo os conhecimentos e as atitudes que influenciam os comportamentos e as práticas antes do planeamento e da aplicação de um programa ou de uma intervenção de saúde pública orientada.

Ao avaliar os conhecimentos dos médicos sobre telemedicina, o nosso estudo CAP identificou lacunas nos conhecimentos dos médicos sobre telemedicina. Isto permite-nos direcionar as necessidades de educação e comunicação para melhorar o nível de conhecimentos dos médicos e sensibilizá-los para a importância da telemedicina.

Ao medir as percepções e atitudes dos médicos em relação à telemedicina, é possível conceber intervenções adequadas para promover mudanças positivas e garantir o sucesso da implementação desta nova técnica de comunicação. É, por isso, essencial ter uma ideia clara da opinião, visão, forma de perceção e grau de aceitabilidade da telemedicina por parte dos principais intervenientes, nomeadamente os médicos.

Esse tipo de estudo gera um grande banco de dados que pode servir de referência para futuras avaliações sobre o tema. Os resultados do nosso estudo podem ser utilizados para orientar novos estudos ou aprofundar o conhecimento sobre as questões da telemedicina.

Além disso, o nosso estudo permitiu-nos elaborar, de uma forma simples e pouco dispendiosa, um inventário do nível de conhecimentos dos médicos e medir o grau de aceitação e de convicção dos médicos e a sua disponibilidade para aceitar e praticar a telemedicina e adoptá-la nas suas práticas profissionais. É também uma oportunidade para sensibilizar os médicos inquiridos para este tema e para os incentivar a refletir e a exprimir as suas opiniões e críticas sobre este assunto.

Uma das limitações do nosso estudo é o facto de ter envolvido uma amostra não representativa de médicos tunisinos. A aceitação da participação no estudo foi puramente voluntária. Isto poderia introduzir um viés de seleção, uma vez que os médicos com uma atitude positiva ou uma experiência prévia favorável em relação à telemedicina talvez estivessem mais preocupados com a questão e tivessem mais probabilidades de participar. No entanto, tentámos visar um número muito grande de médicos em toda a Tunísia, tendo uma lista quase exaustiva de e-mails de médicos registados no Conselho Médico, bem como uma lista adicional de e-mails de todos os professores de hospitais universitários pertencentes à Faculdade de Medicina de Tunes. Outras limitações incluem o facto de este estudo apenas interessar aos médicos. Os doentes e os decisores políticos não foram inquiridos.

A revisão da literatura permitiu-nos selecionar um certo número de estudos que considerámos interessantes e que apresentavam uma metodologia quase semelhante à nossa. O quadro V resume esses estudos nos países do Magrebe, em África, no Médio Oriente e a nível internacional.

Quadro V. Quadro de síntese dos principais estudos selecionados a partir da revisão da literatura

Artigo e autor	Ano de publicação	Metodologia e tipo de inquérito	Principais resultados
Estudar na Etiópia (12) Kirubel Biroukle Eden Abetu	2018	Foi efectuado um estudo transversal com base em instalações entre 312 profissionais de saúde que trabalham no Norte de Gondar.	Apenas 37,6% dos médicos tinham um bom conhecimento da telemedicina, 93,3% concordaram ou concordaram totalmente em experimentar a telemedicina.
Estudar na Índia (14)Zayabalaradjane Zayapragassarazan 1, Santosh Kumar 2	2016	Inquérito transversal	41% tinham um bom conhecimento da telemedicina No que diz respeito às atitudes em relação à telemedicina, 39% dos inquiridos têm uma atitude muito positiva, enquanto 56% não têm as competências necessárias para gerir a telemedicina e o equipamento associado. Apenas 60% dos médicos manifestaram interesse em adotar a telemedicina na sua prática futura,
Estudar no Irão (15) Abbas Sheikhtaheri 1, Masoumeh Sarbaz 2, Khalil Kimiafar 3, Masoumeh Ghayour 2, Soudabeh Rahmani 2	2016	Estudo descritivo transversal	As principais fontes de informação sobre telemedicina foram os meios de comunicação social (30,3%) e os colegas (51,4%).
Estudar na Líbia (16) Elhadi et al	2021	Estudo transversal	26,6% tinham competências informáticas profissionais, 67,2% tinham um nível médio de competências informáticas e 6,2% tinham um nível principiante de competências informáticas.
Estudo efectuado no norte do Uganda(17) : Geoffrey Tabo Olok1, Walter Onen Yagos2*e Emilio Ovuga3	2015	Estudo transversal	57,4% afirmaram ter acesso a um computador e 48,5% têm acesso à Internet no local de trabalho O nível de competências foi moderado (média de 3,66)
Experiências de telemedicina	2022	Estudo transversal	Dos doentes seropositivos inquiridos que

no tratamento do VIH durante a pandemia de COVID-19(18): um estudo de métodos mistos (EUA) Dini Harsono 1, Yanhong Deng 2, Sangyun Chung 2			tiveram uma consulta de telemedicina (n = 205), 42,4% consideraram as consultas de telemedicina úteis durante a pandemia. As PVH e o pessoal clínico identificaram os benefícios da telemedicina: (1) capacidade de envolver e reenvolver os doentes nos cuidados; (2) perceção de ser centrada no doente e flexível; (3) oportunidade de envolver a família e os membros da equipa de cuidados multidisciplinares; e (4) oportunidade de melhorar o domínio da utilização da telemedicina através da prática e do apoio. As barreiras identificadas incluíram: (1) desafios técnicos; (2) questões de confidencialidade; (3) perda de experiência e interação clínica de rotina; (4) monitorização remota dos doentes com objectivos limitados; e (5) questões de reembolso. Os esforços para otimizar a telemedicina para os cuidados do VIH devem considerar estratégias para melhorar o apoio tecnológico às pessoas com VIH, opções flexíveis de acesso aos cuidados, plataformas adicionais que permitam a monitorização remota dos doentes e métodos adequados de faturação e reembolso.
Satisfação dos doentes com a telemedicina nas Filipinas durante a pandemia de COVID-19 (19) Alicia Victoria G. Noceda1*, Lianne Margot M. Acierto1, Morvenn Chaimek C. Bertiz1, David Emmanuel H. Dionisio1, Chelsea Beatrice L. Laurito1, Girard Alphonse T.	2023	Estudo de métodos mistos	60% dos participantes consideram-na acessível. Os doentes preferem recorrer à telemedicina quando o seu estado de saúde não é urgente e não exige um exame físico aprofundado. A satisfação dos doentes é influenciada por factores como a segurança contra a COVID-19, a confidencialidade dos intercâmbios e a acessibilidade e disponibilidade de diferentes plataformas de comunicação.
Sanchez deixou passar Arianna Maever Loreche 1, A experiência qualitativa do acesso a	2022	Estudo qualitativo	A transição para o serviço de televendas foi útil mas difícil.
e encontros clínicos nos cuidados de saúde australianos durante a COVID- 19 (22) Jenifer Blancl*, Julie Byleslet Tom Walley2		interpretativo	é necessário ultrapassar os obstáculos persistentes ao processo de televigilância; as consultas presenciais são essenciais; as alterações nas pressões sobre a carga de trabalho e o potencial de duplicação; a mudança essencial nas práticas de trabalho;

A telemedicina está a ser cada vez mais utilizada para melhorar os cuidados de saúde, especialmente nas sociedades em que a digitalização está em expansão. Desempenha um papel crucial na transição para a tele-saúde, que visa gerir e apoiar a saúde através da integração de sistemas e tecnologias de telecomunicações para proteger e melhorar a saúde (20).

A adoção e a utilização das TIC na saúde enfrentam vários desafios. Entre estes desafios, os aspectos humanos, como o conhecimento e a atitude dos utilizadores em relação à tecnologia, desempenham um papel crucial.

I. Avaliar o conhecimento e os benefícios da telemedicina

Os resultados do nosso estudo mostraram que a maioria dos médicos tunisinos já ouviu falar de telemedicina, principalmente através dos meios de comunicação social ou através dos seus colegas. Estes resultados são consistentes com os de um grande inquérito realizado em países europeus (22) e no Irão (15).

No entanto, o nível de conhecimentos sobre telemedicina foi considerado baixo e insatisfatório para mais de metade dos médicos, sendo que apenas 39,1% deles tinham ouvido falar do decreto tunisino sobre telemedicina. Os nossos resultados não diferem muito dos estudos publicados noutros países em desenvolvimento. De facto, apenas 37,6% dos médicos da Etiópia tinham um bom conhecimento da telemedicina (12). Além disso, um estudo descritivo na Índia obteve resultados semelhantes (41% tinham um bom nível de conhecimento) (14). No nosso estudo, um bom nível de conhecimentos foi significativamente associado a uma categoria de idade superior a 50 anos e a anos de experiência superiores a 10 anos. Estes resultados diferem dos de um estudo transversal indiano que encontrou pontuações de conhecimento mais elevadas em médicos com menos de 50 anos (14). Os nossos resultados podem ser explicados pelo facto de os médicos mais velhos terem acumulado mais experiência clínica ao longo dos anos, o que lhes permite compreender melhor os potenciais benefícios da telemedicina. A sua experiência pode dar-lhes uma perspetiva mais alargada dos problemas de saúde e da gestão dos doentes, e podem identificar situações em que a telemedicina pode ser eficaz e segura. O seu conhecimento profundo da medicina em geral pode também facilitar a sua aprendizagem e adaptação às novas tecnologias.

Os médicos mais velhos, nomeadamente os que exercem a sua atividade há mais de 10 anos, assistiram à evolução dos problemas de acesso aos cuidados de saúde. Podem ter assistido à diminuição do número de médicos em certas regiões e ao fenómeno dos desertos médicos. A telemedicina pode ser vista como uma solução para ultrapassar estes desafios, oferecendo uma alternativa cómoda aos doentes que têm dificuldade em visitar fisicamente um médico. Os médicos mais velhos e mais experientes podem, por conseguinte, estar mais inclinados a formar e a utilizar a telemedicina para satisfazer as necessidades dos seus pacientes.

A investigação levada a cabo na Universidade do Estado do Michigan, nos EUA, e outros estudos semelhantes, sublinharam a importância das atitudes e percepções dos profissionais de saúde em relação à telemedicina (23-27). As atitudes dos médicos em relação à telemedicina têm uma influência significativa na sua adoção e implementação efectiva. A sua perceção da tecnologia, as suas vantagens e desvantagens e o seu impacto na qualidade dos cuidados e na relação médico-doente desempenham um papel fundamental na sua perceção e adoção.

No nosso estudo, a maioria dos participantes teve uma atitude positiva em relação à telemedicina e aos seus benefícios, o que é consistente com os resultados de estudos realizados na Michigan State University e noutros países (23,25,28,29).

Entre os benefícios da telemedicina mais frequentemente mencionados no nosso estudo estão a melhoria do acesso aos cuidados de saúde (82,3%) e a facilitação da comunicação entre os profissionais de saúde (86,4%).

É igualmente importante sublinhar que a utilização da telemedicina, nomeadamente nas regiões desfavorecidas da Tunísia, onde vivem pelo menos 40% da população, pode oferecer muitas vantagens. Contribui para melhorar a disponibilidade de cuidados de saúde de qualidade a nível local e para resolver o problema da falta de pessoal médico (30). A telemedicina oferece uma solução eficaz para satisfazer as necessidades de cuidados de saúde em zonas onde os recursos médicos são limitados. Reduz as barreiras geográficas e melhora o acesso aos cuidados de saúde.

Outros benefícios da telemedicina discutidos na literatura incluem também a promoção da cooperação entre os sectores público e privado (31), a redução do tempo perdido e das longas viagens dos doentes (32) e a resolução dos problemas associados aos desertos médicos (33,31).

Os estudos qualitativos também salientaram os ganhos económicos associados à utilização da telemedicina (31,34).

As vantagens e os benefícios da telemedicina são numerosos para os doentes, para os profissionais de saúde e para todo o sector da saúde em geral.

Para os doentes, reduz custos como as deslocações associadas às consultas tradicionais. Permite um melhor acesso aos cuidados de saúde para as pessoas que vivem em zonas geograficamente isoladas, para os idosos, para os reclusos e outros.

populações vulneráveis, que podem beneficiar de um acesso mais fácil aos cuidados de saúde graças à telemedicina. As consultas à distância também permitem aos doentes poupar tempo, evitando deslocações a consultórios médicos ou hospitais. Podem consultar um médico a partir de casa ou do seu local de trabalho, o que é particularmente prático para as pessoas ocupadas ou com mobilidade reduzida. Permite também o acompanhamento regular de doentes com doenças crónicas, que podem beneficiar de um acompanhamento regular e cómodo através da telemedicina, melhorando a sua qualidade de vida e os seus cuidados médicos. Para os médicos, uma das principais vantagens é a possibilidade de gerir melhor o seu tempo. Significa que os procedimentos e as actividades podem ser realizados à distância e que o estado dos doentes pode ser acompanhado e monitorizado. Oferece a possibilidade de colaboração e de tele-especialização, permitindo a procura de aconselhamento especializado à distância, facilitando a colaboração entre médicos de clínica geral e especialistas. Desta forma, a tele-especialização contribui para melhorar a qualidade dos diagnósticos e das decisões terapêuticas.

Um estudo efectuado nas Filipinas para avaliar a satisfação dos doentes com a telemedicina concluiu que esta é geralmente bem recebida, com cerca de 60% dos participantes a considerarem-na acessível (19). Os doentes preferem recorrer à telemedicina quando o seu estado de saúde não é urgente e não exige um exame físico aprofundado. A satisfação dos doentes é influenciada por factores como a segurança contra doenças transmissíveis, como no caso da COVID-19, a confidencialidade dos intercâmbios e a acessibilidade e disponibilidade de diferentes plataformas de comunicação. No entanto, alguns doentes que participaram neste estudo manifestaram preocupações quanto à qualidade dos cuidados e serviços prestados pelos prestadores de telemedicina, bem como quanto às limitações da telemedicina em termos de diagnóstico e gestão (19).

Estes resultados sublinham a importância de sensibilizar os médicos para os benefícios da telemedicina, a fim de incentivar uma adoção mais generalizada e bem sucedida desta prática inovadora.

Por outro lado, a vontade de explorar a telemedicina na sua prática futura foi amplamente expressa pela maioria (93%) dos nossos participantes. Estes resultados diferem dos de um inquérito transversal realizado na Índia, onde apenas 60% dos participantes manifestaram interesse em adotar esta nova tecnologia nas suas carreiras futuras (14). Em contrapartida, os médicos etíopes mostraram uma maior abertura à telemedicina, com 93,3% a manifestar um forte apoio à ideia de a experimentar e 81,9% a manifestar o desejo de utilizar uma aplicação de telemedicina (12).

Estas diferenças podem ser atribuídas a diferenças culturais, à qualidade das infra-estruturas de cuidados de saúde pré-existentes e às necessidades específicas de cada país.

A atitude positiva dos médicos tunisinos em relação à telemedicina reflecte a sua vontade de adotar abordagens inovadoras para melhorar a qualidade dos cuidados de saúde e acompanhar os avanços da medicina moderna. Na Tunísia, a telemedicina tornou-se uma opção essencial no sector dos cuidados de saúde, nomeadamente em resposta à pandemia de Coxsackie-19 e aos desafios colocados pelos desertos médicos e pelas disparidades regionais no acesso aos cuidados.

Esta visão positiva da telemedicina por parte dos médicos abre caminho a um investimento sério e a uma maior adoção desta tecnologia no país. Esta situação proporcionará oportunidades prometedoras para melhorar o acesso aos cuidados de saúde, reforçar a colaboração interprofissional e enfrentar os desafios específicos associados à disponibilidade de serviços de saúde em determinadas regiões da Tunísia.

II. Avaliação das práticas

No que diz respeito à telemedicina, quase metade dos médicos inquiridos (46, 9%) já realizou actividades de telemedicina,

principalmente através do telemóvel (91%) ou das redes sociais (64%).

A utilização das tecnologias da informação e da comunicação (TIC) no sector da saúde exige a disponibilidade de ferramentas informáticas e um local adequado para a prática da telemedicina.

No que diz respeito às competências informáticas, a grande maioria dos participantes (95,9%) no nosso estudo afirmou ter um nível médio ou elevado. Em contrapartida, um estudo realizado na Líbia revelou que apenas 26,6% dos participantes tinham competências informáticas de nível profissional, enquanto 67,2% tinham competências informáticas médias e 6,2% tinham competências informáticas de principiante (16).

Verificámos que a maioria dos participantes no nosso estudo tinha condições consideradas favoráveis para a prática da telemedicina. Mais de metade dos participantes dispunha de uma boa ligação à Internet, mais de metade tinha um local adequado para a prática da telemedicina e 86,8% tinha acesso a um computador. No entanto, é de salientar que um número significativo de participantes não dispunha dos acessórios necessários para a realização de consultas à distância.

Um estudo realizado em França, em 2017, junto de 278 médicos, também evidencia este problema. Embora 84% dos médicos tenham afirmado dispor de uma boa ligação à Internet e 99,6% tenham acesso a um computador, apenas 34% dispõem de um espaço dedicado à telemedicina. Além disso, poucos

médicos dispõem dos acessórios indispensáveis: apenas 36% estão equipados com uma câmara e 25% com auscultadores (33).
Estes resultados sublinham a necessidade de ter em conta não só a disponibilidade de ferramentas tecnológicas básicas, como o acesso à Internet e a um computador, mas também os acessórios específicos necessários para as melhores condições para a prática da telemedicina. É fundamental garantir um ambiente adequado e bem equipado para que os médicos possam efetuar consultas à distância com qualidade e eficácia. Esta questão deve ser abordada para facilitar uma adoção mais ampla e bem sucedida da telemedicina na prática médica.

III.Desafios e limites da telemedicina

Além disso, a telemedicina, enquanto prática médica à distância que utiliza soluções digitais de comunicação e informação, apresenta desafios e limites.
No nosso estudo, tentámos identificar os principais obstáculos à utilização da telemedicina pelos médicos.
É essencial identificar estas barreiras específicas para desenvolver estratégias eficazes de promoção de uma adoção mais ampla e bem sucedida da telemedicina entre os médicos.
Na Tunísia, o desenvolvimento da telemedicina enfrenta uma série de obstáculos que devem ser ultrapassados para que a telemedicina não fique confinada à prática hospitalar e para que a sua expansão no domínio médico seja encorajada. Estes obstáculos exigem esforços para reduzir as apreensões e sensibilizar os médicos para a importância da telemedicina.
De acordo com os resultados do nosso estudo, os desafios organizacionais e de implementação são o principal obstáculo (84%) ao desenvolvimento da telemedicina, segundo os médicos inquiridos.
Estes resultados estão em consonância com vários outros estudos, incluindo um realizado em França (34) e uma meta-análise realizada em países do Médio Oriente (35), que destacaram os obstáculos significativos impostos pela estrutura organizacional, tais como infra-estruturas, competências profissionais, planeamento estratégico, formação, monitorização eficaz, bem como questões de representação, seguros e reembolso, que afectam a implementação da telemedicina nos hospitais da região (35).
A barreira organizacional inclui também o receio ligado aos problemas técnicos, como a importância de desenvolver uma ligação de alta velocidade, as questões de fiabilidade e de segurança dos dados (37) e a ausência de mensagens seguras nos consultórios médicos (36). Todos estes factores suscitam preocupações em matéria de confidencialidade e suscitam inquietações nos médicos quanto à sua capacidade de adaptação e de domínio destas tecnologias. Foram igualmente

referidos os riscos de falhas técnicas e as preocupações quanto à fiabilidade das novas tecnologias e à responsabilidade (31,34). É, pois, necessário resolver estas diferentes questões técnicas para otimizar o desenvolvimento da telemedicina.
De acordo com os resultados do nosso estudo, o exame incompleto dos doentes é também um obstáculo importante para os médicos inquiridos. De facto, o medo de não conseguir realizar um exame físico foi referido em muitos outros estudos (24,32,37). Preservar o lugar do doente e manter a qualidade da relação médico-doente (37), evitar a perda de informação devido à falta de contacto direto (24,37) e prevenir a desumanização são preocupações essenciais para os médicos. A relação privilegiada entre o médico assistente e o seu doente é considerada essencial, uma vez que permite uma melhor gestão do doente ao não descurar elementos de diagnóstico não verbais e ao promover uma comunicação clara. No entanto, as tecnologias de informação e comunicação (TIC) já estão presentes na relação médico-doente, com muitos doentes a utilizarem a Internet para se informarem, o que pode influenciar a perceção que têm da sua patologia e do seu tratamento (32,37).
Além disso, a barreira do custo económico e da remuneração foi identificada como um dos principais obstáculos ao desenvolvimento da telemedicina no nosso estudo. O investimento necessário em novos equipamentos, a falta de uma remuneração clara para os médicos (31) e a relutância das seguradoras de saúde em aceitar a telemedicina também foram mencionados noutros estudos (34). Além disso, os doentes podem também ter preocupações económicas (34). Por conseguinte, é crucial encontrar financiamento público para apoiar o desenvolvimento e a manutenção da prática da telemedicina, de modo a não impor custos adicionais aos médicos que já se encontram numa situação financeira difícil, ao mesmo tempo que se clarificam e codificam os pormenores dos preços e os métodos de pagamento dos procedimentos de telemedicina num quadro jurídico transparente.
Outras questões importantes relacionadas com a utilização e a prática da telemedicina incluem a responsabilidade médica e jurídica. Os profissionais médicos que realizam procedimentos de telemedicina devem estar legalmente habilitados a exercer a sua profissão e estar cobertos por um seguro de responsabilidade profissional. Devem também respeitar os direitos dos doentes e informá-los dos benefícios e riscos associados a um procedimento médico, mesmo que este seja efectuado através da telemedicina.
Todos estes resultados sublinham a importância de ter em conta todos estes obstáculos, a fim de desenvolver soluções adequadas e incentivar a adoção e a prática da telemedicina em condições óptimas.

IV.Aspectos jurídicos e éticos da telemedicina

Além disso, é muito importante considerar o aspeto jurídico da telemedicina, que se reveste de grande importância para a implementação da telemedicina na Tunísia. O estabelecimento de um quadro regulamentar claro e preciso é essencial para enquadrar esta prática e garantir a sua legalidade e segurança. Felizmente, a Tunísia registou progressos significativos neste domínio.

O Conselho de Ministros tunisino, reunido a 3 de março de 2022, adoptou um decreto que rege as condições gerais da prática da telemedicina e os domínios da sua aplicação. Este Decreto Presidencial n.º 318/2022, publicado no Jornal Oficial da República da Tunísia em 12 de abril de 2022, estabelece um quadro jurídico claro para a prática da telemedicina na Tunísia (13). Define as condições de exercício da telemedicina, os procedimentos de autorização, os termos e condições dos acordos entre as plataformas de telemedicina e os profissionais de saúde, bem como as regras de proteção de dados e de segurança informática.

Graças a este decreto, a telemedicina é agora legal na Tunísia, oferecendo numerosas vantagens. A telemedicina elimina a necessidade de deslocação dos doentes, facilita a telemonitorização no domicílio ou no hospital e contribui para resolver o problema dos desertos médicos, garantindo um acesso equitativo aos cuidados de saúde em todo o país. No entanto, é de salientar que é necessária uma autorização prévia e que o Ministério da Saúde desempenha um papel fundamental na avaliação e aprovação dos pedidos de autorização de telemedicina (13).

O decreto presidencial estipula igualmente que os dados tratados no âmbito dos procedimentos de telemedicina devem ser alojados e armazenados na Tunísia por um prestador local de serviços de nuvem e de alojamento, em conformidade com a legislação em vigor em matéria de segurança informática. O objetivo é garantir a confidencialidade e a proteção dos dados dos doentes.

Este decreto define os domínios de aplicação da telemedicina do seguinte modo (13):

- Teleconsulta: 1 dos actos pelos quais um médico ou dentista dá uma consulta médica à distância a um doente, eventualmente assistido por um profissional de saúde qualificado.
- Tele-especialização: 1 ato que tem por objetivo permitir a um médico ou a um dentista solicitar o parecer de um ou vários colegas à distância, em virtude da sua formação ou das suas competências específicas, com base em informações médicas relativas aos cuidados de um doente.
- Telemonitorização médica: o facto de permitir a um médico ou a um dentista controlar e interpretar à distância os dados necessários ao acompanhamento

médico de um doente e, se for caso disso, tomar decisões relativas aos cuidados do doente. O registo e a transmissão dos dados podem ser automatizados ou efectuados pelo próprio doente ou por um profissional de saúde.

- Teleassistência médica: o ato de permitir que um médico ou dentista preste assistência à distância a outro profissional de saúde durante a realização de um procedimento médico.
- Regulação médica: a resposta médica à distância dada a um doente no âmbito da triagem médica efectuada pelos serviços de assistência médica de emergência, a fim de determinar e iniciar a resposta mais adequada à natureza da chamada.

O aspeto ético também deve ser tomado em consideração. Este aspeto desempenha um papel muito importante na prática da telemedicina. No nosso estudo, os médicos que praticaram telemedicina utilizaram sobretudo telemóveis ou redes sociais. No entanto, esta utilização levanta questões de ética e de confidencialidade dos dados dos doentes.

O Decreto Presidencial e a Autoridade Nacional para a Proteção dos Dados Pessoais (13,38) especificam a importância do respeito do segredo médico e da segurança e proteção dos dados pessoais dos doentes. Os doentes têm direito ao segredo médico, o que implica a proteção dos seus dados pessoais e o respeito da sua vida privada (39).

Esta lei tunisina define a plataforma de telemedicina como "um conjunto de serviços digitais agrupados num espaço comum, no respeito das regras de urbanização, interoperabilidade, segurança e ética, que permite a utilização de serviços de valor acrescentado no domínio da telemedicina".

De acordo com este decreto, a plataforma de telemedicina deve ser criada respeitando as regras que regem a identificação do doente e dos intervenientes no procedimento de telemedicina, a confidencialidade e a integridade das trocas de informações e a rastreabilidade de todas as informações relativas ao procedimento de telemedicina, bem como a conservação dos dados pessoais durante um período mínimo de dez anos. O acesso às informações relativas à telemedicina é assegurado por organismos de controlo e de inspeção devidamente qualificados. As alterações dos dados disponíveis na rede podem ser facilmente rastreadas pelo centro informático ligado ao Ministério da Saúde Pública. Deste modo, garante-se um funcionamento ótimo da infraestrutura. (13).

V. A experiência e os resultados da Tunísia em matéria de telemedicina

Nos últimos anos, a Tunísia registou progressos no domínio da telemedicina. A primeira experiência de telemedicina na Tunísia remonta a 1996, quando o

Ministério da Saúde Pública introduziu a telemedicina como instrumento de trabalho no âmbito do seu plano estratégico informático (40).
Desde então, a Tunísia desenvolveu redes regionais de telemedicina que conseguiram interligar os serviços locais e regionais, promovendo assim esta nova forma de praticar a medicina convencional (40).
É de salientar que a prática da telemedicina na Tunísia foi legalizada graças à adoção de um decreto que regula as condições gerais do seu exercício e os domínios da sua aplicação pelo Conselho de Ministros em março de 2022 (41). Esta legalização abriu caminho a uma utilização mais alargada da telemedicina no país.
Existem atualmente duas plataformas principais de telemedicina na Tunísia:

- O sítio Tobba.tn (42): permite aos utilizadores consultar médicos em linha. Oferece quatro serviços principais, nomeadamente consultas médicas à distância através de videochamadas seguras, uma rede social médica, registos médicos em linha e um espaço de saúde gratuito que fornece respostas simplificadas às perguntas do público em geral. Esta plataforma foi lançada pela start-up ACT em maio de 2019. Foi autorizada pela Autoridade Nacional de Proteção de Dados francesa (INPDP) sob o n.º 19/02-4264 a processar dados pessoais de saúde.
- O sítio Med.tn (43), que oferece essencialmente um serviço em linha para marcar consultas com profissionais de saúde na Tunísia. Oferece igualmente aos doentes a possibilidade de interagir com os médicos sobre os seus problemas de saúde.

Além disso, em setembro de 2000, foi oficialmente criada a Tunisian Telemedicine and e-Health Society, com o objetivo de promover a telemedicina na Tunísia (40).
As principais tarefas da empresa consistiam em

- Promover a telemedicina na Tunísia.
- Estabelecer relações com associações similares em todo o mundo.
- Colaboração com associações científicas e instituições médicas para promover a adoção e a integração da telemedicina

Na Tunísia, espera-se que a telemedicina melhore o acesso aos cuidados de saúde, combata as disparidades sanitárias regionais e ajude a resolver a crise sanitária ligada à falta de profissionais de saúde e à sua distribuição desequilibrada pelo país. Isto abre a possibilidade de fornecer serviços de saúde locais de qualidade numa base equitativa em toda a Tunísia (41).

VI. Recomendações e perspectivas

À luz de todos estes resultados, propomos que o caminho a seguir seja o de aprofundar os vários aspectos da telemedicina e obter as opiniões e os diferentes pontos de vista dos vários intervenientes, ou seja, dos decisores políticos, dos gestores de plataformas, dos médicos e dos doentes. O nosso estudo abordou a questão da telemedicina apenas do ponto de vista dos médicos. A abordagem dos doentes e dos decisores políticos e a obtenção das suas percepções e pontos de vista sobre a telemedicina poderiam ser objeto de outros estudos, a fim de se ter uma visão e uma compreensão globais da questão, com as opiniões de todas as partes interessadas.

Seria também muito interessante realizar estudos qualitativos, através de entrevistas ou de grupos de reflexão, para aprofundar o tema da telemedicina e, por que não, obter a opinião de especialistas sobre as vantagens e os inconvenientes da adoção desta nova tecnologia no domínio da medicina e sobre as diferentes modalidades práticas da sua aplicação, antes de iniciar esta experiência, a fim de garantir o melhor sucesso e a melhor rentabilidade possíveis para este projeto de saúde.

O nosso estudo CAP identificou lacunas nos conhecimentos dos médicos sobre telemedicina. Isto permite-nos direcionar as necessidades de educação e comunicação e criar programas de desenvolvimento profissional contínuo para melhorar o nível de conhecimento e sensibilização dos médicos para a telemedicina. Estes programas podem incluir sessões interactivas, workshops práticos e módulos de e-learning, permitindo aos médicos adquirir os conhecimentos e as competências de que necessitam para utilizar a telemedicina de forma eficaz.

Além disso, as competências informáticas são muito importantes para a implementação da utilização dos serviços de telemedicina. Por isso, recomendamos programas de formação em software e competências informáticas para os médicos recém-chegados à tecnologia da telemedicina, sobretudo nos países em desenvolvimento.

Em segundo lugar, é crucial melhorar as infra-estruturas tecnológicas necessárias para implementar a telemedicina na Tunísia. Isto significa investir na extensão da conetividade à Internet, especialmente nas zonas rurais e mal servidas, para garantir um acesso fiável aos serviços de telemedicina. Ao mesmo tempo, é necessário reforçar a cibersegurança para proteger os dados dos pacientes e garantir a confidencialidade das suas informações.

a confiança necessária para incentivar a adoção da telemedicina.

O desenvolvimento de diretrizes e protocolos claros é outra recomendação importante. Estes servirão de referência para orientar os médicos na utilização eficaz e ética da telemedicina.

Por último, é essencial incentivar a investigação e a inovação no domínio da telemedicina na Tunísia. A criação de centros de investigação dedicados à telemedicina pode também estimular a exploração de novas oportunidades e aplicações. Estas iniciativas de investigação contribuirão para a melhoria contínua da prática da telemedicina, para a resolução de desafios específicos do contexto tunisino e para a implementação de novas soluções destinadas a melhorar a eficácia e a qualidade dos cuidados de saúde à distância.

Para implementar a telemedicina nos países em desenvolvimento em geral e na Tunísia mais especificamente, é necessário :

- Informe-se sobre os programas existentes noutros países que utilizaram com êxito a telemedicina e aprenda com essas experiências.
- Ultrapassar os desafios financeiros e encontrar soluções de financiamento, tais como parcerias público-privadas ou internacionais.
- A sensibilização e a formação dos profissionais de saúde e dos utilizadores para a utilização adequada da telemedicina são essenciais para garantir a sua aceitação e utilização eficaz.
- O problema das infra-estruturas de cuidados de saúde limitadas pode representar um grande desafio para a implementação da telemedicina. É fundamental avaliar as infra-estruturas existentes e identificar as necessidades tecnológicas e de conetividade. Poderá ser necessário investir em infra-estruturas de comunicação, acesso à Internet e sistemas de informação médica para apoiar a telemedicina.

Por último, é necessário desenvolver e aplicar regulamentos e políticas de telemedicina para proteger a confidencialidade dos doentes e garantir a qualidade dos cuidados. É importante cumprir as normas de confidencialidade dos dados de saúde e estabelecer diretrizes claras sobre a utilização da telemedicina.

5 CONCLUSÕES

A telemedicina desenvolveu-se rapidamente, nomeadamente durante a crise sanitária ligada à pandemia de COVID-19, o que permitiu Ж normalizar a utilização da telemedicina e, em particular, a utilização da teleconsulta.

A digitalização dos cuidados de saúde e a telemedicina oferecem novas possibilidades e alternativas à medicina tradicional, tornando os cuidados de saúde mais acessíveis e respondendo aos desafios actuais dos sistemas de saúde.

O principal objetivo do nosso trabalho foi avaliar os conhecimentos, as atitudes e a prática dos médicos tunisinos em relação à telemedicina. O objetivo secundário era determinar os obstáculos à sua utilização na prática médica.

Para atingir estes objectivos, realizámos um estudo descritivo transversal sobre Conhecimentos, Atitudes e Práticas (CAP) durante o mês de outubro de 2022. Os dados foram recolhidos online utilizando um formulário do Google Forms que foi enviado por correio eletrónico a uma grande amostra de médicos. Incluímos no nosso estudo médicos tunisinos qualificados que exercem na Tunísia, quer no sector público ou privado e quaisquer que sejam as suas especialidades. Não incluímos no nosso estudo médicos em formação (como estagiários ou residentes).

Foi enviada uma mensagem de correio eletrónico introdutória explicando o enquadramento do estudo e o seu principal objetivo, indicando que os dados seriam tratados de forma confidencial e anónima.

Os dados foram recolhidos utilizando um questionário normalizado do Google Forms baseado nas respostas dos próprios participantes.

O questionário era composto por três partes principais: conhecimentos, atitudes e práticas.

A secção que avalia as atitudes foi subdividida em três subsecções que avaliam os benefícios percebidos da telemedicina, o grau de compatibilidade com as práticas dos médicos e a complexidade e inconveniência percebidas.

Foi calculada uma pontuação de conhecimento, bem como uma pontuação para cada parte relativa às atitudes.

O número total de médicos que participaram no estudo foi de 243. Mais de metade eram do sexo feminino. A idade dos participantes variava entre os 30 e os 72 anos, com uma média de 45 ± 9,6 anos.

A média de anos de experiência profissional foi de 14,3 ± 10,3 anos. A maioria dos participantes trabalhava no sector público e eram médicos especialistas, com predominância de especialidades médicas.

A maior parte dos participantes já tinha ouvido falar de telemedicina. A atividade de telemedicina mais conhecida é a teleconsulta. Apenas 39,1% dos

médicos tinham ouvido falar do decreto que estabelece as condições da telemedicina na Tunísia.
Relativamente à avaliação dos conhecimentos, mais de metade dos médicos (59,3%) tinha um nível baixo de conhecimentos de telemedicina. Um bom nível de conhecimentos foi significativamente associado à idade superior a 50 anos ($p = 0,02$) e aos anos de experiência superior a 10 anos ($p = 0,03$).
No que se refere à avaliação das atitudes, a maioria dos inquiridos (89,3%) obteve uma pontuação média ou elevada na perceção dos benefícios.
A maioria dos participantes concordou ou concordou fortemente que a telemedicina é útil para o doente, para o médico e para o sistema de saúde em geral. Mais de três quartos dos inquiridos obtiveram uma pontuação moderada ou elevada para o grau de compatibilidade perdida da telemedicina com a sua prática. A maioria dos inquiridos (93%) tem uma vontade moderada ou elevada de experimentar a telemedicina. Quase dois terços (64,6%) obtiveram uma pontuação moderada ou elevada por não considerarem a telemedicina complexa ou inconveniente.
No que diz respeito à reavaliação das práticas, cerca de metade (46,9%) dos médicos inquiridos já tinha utilizado a telemedicina pelo menos uma vez, através do telemóvel ou das redes sociais. Mais de metade dos inquiridos (63,4%) afirmou ter a intenção de utilizar a telemedicina nas suas actividades futuras.
Os principais obstáculos e desincentivos à aplicação da telemedicina foram as dificuldades organizacionais e de aplicação, o exame incompleto dos doentes, os custos económicos e a remuneração, bem como o aspeto médico-legal.
À luz destes resultados, podemos concluir que, apesar de um nível insuficiente de conhecimentos sobre telemedicina, os médicos inquiridos têm uma atitude globalmente positiva em relação à prática da telemedicina. Por outro lado, os nossos resultados indicam que ainda há muito a fazer para sensibilizar e educar os profissionais de saúde em geral sobre a telemedicina, a fim de lançar as bases para uma adoção bem sucedida e sustentável da tecnologia no país.
A Tunísia poderá realizar progressos significativos na integração e na utilização efectiva da telemedicina. A regulamentação da prática da telemedicina na Tunísia constitui uma conquista importante e um ponto de partida sólido para a sua aplicação. A telemedicina permitirá quebrar as barreiras espaciais e temporais à prestação de cuidados de saúde. A sua adoção permitirá oferecer serviços de saúde de qualidade e de proximidade a todos os cidadãos tunisinos, reduzir as disparidades sanitárias e combater os desertos médicos e a falta de profissionais de saúde em certas regiões desfavorecidas e com poucos recursos. Permitirá igualmente gerir os problemas associados às restrições orçamentais.

Por outro lado, existem limites à implementação da telemedicina em países com recursos limitados como a Tunísia, tais como problemas técnicos e infra-estruturas de saúde deficientes que limitam o seu potencial para uma reforma rápida e inovadora.

É fundamental dispor de uma infraestrutura tecnológica e informática e de uma boa cobertura da Internet em todo o país para apoiar o desenvolvimento desta tecnologia e garantir a sua utilização e aplicação nas melhores condições possíveis.

É igualmente essencial que os decisores políticos, o Ministério da Saúde e o Ministério das Tecnologias da Informação e da Comunicação se comprometam com este projeto e adoptem e apoiem as bases da telemedicina na Tunísia, de modo a garantir o seu sucesso e sustentabilidade.

Neste mundo cheio de digitalização e de inteligência artificial, que evolui a um ritmo muito rápido, temos de nos alinhar com tudo o que é novo e avançado no domínio da medicina. Mas temos de adotar uma abordagem equilibrada em relação a estas novas tecnologias e utilizá-las com prudência e moderação, mantendo um olhar crítico. Os interesses e a confidencialidade do doente devem estar em primeiro lugar.

Por último, é essencial recordar que a telemedicina deve respeitar os princípios éticos e deontológicos que regem a prática médica em geral.

6 REFERÊNCIAS

1. **Waller M, Stotler C.** Telemedicina: uma cartilha. *Curr Allergy Asthma Rep 2018;18(10):54.*

2. **Organização Mundial de Saúde.** Telemedicina: oportunidades e desenvolvimentos nos Estados-Membros: relatório sobre o segundo inquérito global sobre saúde em linha 2009. Série Observatório Mundial da Saúde em Linha, volume 2. *Genebra: OMS; 2010.*

3. **Baker J, Stanley A.** Tecnologia de telemedicina: uma revisão dos serviços, equipamentos e outros aspectos. *Curr Allergy Asthma Rep 2018;18(11):60.*

4. **Organização Mundial de Saúde.** Telemedicina. *[Online]. 2022 [Acedido em 15/07/2023], disponívela no URL: https://www.who.int/goe/publications/ goe_telemedicine_2010.pdf*

5. **Martin-Khan M, Freeman S, Adam K, Betkus G.** The evolution of telehealth. Em: Marston HR, Freeman S, Musselwhite C, editores. Mobile e-Health. *Cham Springer; 2017.p.173-98.*

6. **Marshall S, Nerwich N, van Straten C, Petersen L.** Melhorar os cuidados de saúde em ambientes remotos através de uma nova plataforma de comunicação integrada e em linha. *J Int Soc Telemed eHealth 2017;5:33-1.*

7. **VatnOy TK, Thygesen E, Dale B.** Telemedicina para apoiar os recursos de enfrentamento em pacientes que vivem em casa com diagnóstico de doença pulmonar obstrutiva crónica: experiências dos pacientes. *J Telemed Telecare 2017;23:126-32.*

8. **Alta Autoridade de Saúde.** Eficácia da telemedicina: situação da literatura internacional e quadro de avaliação. Recommandation en sante publique. *Paris: HAS; 2013.*

9. **Reach G.** A telemedicina tornou-se o futuro da medicina pessoal? Reflexões de um residente na época do COVID. *Med Mal Metab 2020;14:286-9.*

10. **Petit A, Martin L, Penso-Assathiany D, Consoli S, Assouly P, Velter C, et al.** L'apres Covid-19: vers une dermatologie nouvelle? *Ann Dermatol Venereol 2020;147:411-412.*

11. **Wamala DS, Augustine K.** Uma meta-análise do sucesso da telemedicina em África. *J Pathol Inform 2013;4:6.*

12. **Biruk K, Abetu E.** Conhecimento e atitude dos profissionais de saúde em relação à telemedicina em ambientes com recursos limitados: um estudo transversal no noroeste da Etiópia. *J Healthc Eng 2018;2018:2389268.*

13. **República da Tunísia.** Decreto Presidencial n.º 2022-318 de 8 de abril de 2022, que fixa as condições gerais de exercício da telemedecina e os domínios da sua aplicação. *JORT n.º 40 de 12 de abril de 2022.*

14. **Zayapragassarazan Z, Kumar S.** Sensibilização, conhecimentos, atitudes e competências em matéria de telemedicina entre os profissionais de saúde que trabalham em hospitais universitários. *J Clin Diagn Res 2016;10(3):JC01-4.*

15. **Sheikhtaheri A, Sarbaz M, Kimiafar K, Ghayour M, Rahmani S.** Consciência, atitude e prontidão do pessoal clínico em relação à telemedicina: um estudo em Mashhad, Irão. *Stud Health Technol Inform 2016;228:142-6.*
16. **Elhadi M, Elhadi A, Bouhuwaish A, Bin Alshiteewi F, Elmabrouk A, Alsuyihili A, et al.** Sensibilização, conhecimento, atitude e competências em telemedicina dos profissionais de saúde num país com poucos recursos durante a pandemia de COVID-19: estudo transversal. *J Med Internet Res 2021;23:e20812.*
17. **Olok GT, Yagos WO, Ovuga E.** Conhecimentos e atitudes dos médicos em relação à utilização da saúde eletrónica na prestação de cuidados de saúde em hospitais públicos e privados no Norte do Uganda: um estudo transversal. *BMC Med Inform Decis Mak 2015;15:87.*
18. **Harsono D, Deng Y, Chung S, Barakat LA, Friedland G, Meyer JP, et al.** Experiências com Telemedicina para Cuidados com o VIH Durante a Pandemia de COVID-19: Um Estudo de Métodos Mistos. *AIDS Behav 2022;26:2099-111.*
19. **Noceda AV, Acierto LM, Bertiz MC, Dionisio DE, Laurito CB, Sanchez GA, et al.** Satisfação dos doentes com a telemedicina nas Filipinas durante a pandemia de COVID-19: um estudo de métodos mistos. *BMC Health Serv Res 2023;23:277.*
20. **White J, Byles J, Walley T.** A experiência qualitativa do acesso à telessaúde e dos encontros clínicos nos cuidados de saúde australianos durante a COVID-19: implicações para a política. *Health Res Policy Syst 2022;20:9.*
21. **Organização Mundial de Saúde.** A health telematics policy in support of WHO's Health-for-all strategy for global health development: report of the WHO Group Consultation on Health Telematics, 11-16 December, Geneva, 1997. *Genebra: OMS; 1998.*
22. **Mairinger T, Gabl C, Derwan P, Ferrer-Roca O, Mikuz G.** What do physicians think of telemedicine? Um inquérito em diferentes regiões europeias. *J Telemed Telecare 1996;2:50-6.*
23. **Whitten P, Holtz B, Nguyen L.** Chaves para um programa de telemedicina bem-sucedido e sustentável. *Int J Technol Assess Health Care 2010;26:211-6.*
24. **Presseau J, Sniehotta FF, Francis JJ, Campbell NC.** Múltiplos objectivos e restrições de tempo: impacto percebido no desempenho de comportamentos baseados em evidências por parte dos médicos. *Implement Sci 2009;4:77.*
25. **Angood PB.** Telemedicina, Internet e world wide web: visão geral, situação atual e relevância para os cirurgiões. *World J Surg 2001;25:1449-57.*
26. **Lonergan PE, Iii SW, Branagan L, Gleason N, Pruthi RS, Carroll PR, et al.** Utilização rápida de telessaúde em um centro abrangente de câncer como resposta ao COVID-19: análise transversal. *J Med Internet Res 2020;22:e19322.*
27. **Xu H, Huang S, Qiu C, Liu S, Deng J, Jiao B, et al. Monitorização e gestão** de pacientes em quarentena domiciliária com COVID-19 utilizando um sistema de telemedicina baseado em wechat: estudo de coorte retrospetivo. *J Med Internet*

Res 2020;22:e19514.

28. **Ayatollahi H, Sarabi FP, Langarizadeh M.** Conhecimento e perceção dos médicos sobre a tecnologia de telemedicina. *Perspect Health Inf Manag 2015;12:1c.*

29. **Barton PL, Brega AG, Devore PA, Mueller K, Paulich MJ, Floersch NR, et al.** Conhecimento e crenças dos médicos especialistas sobre telemedicina: uma comparação entre utilizadores e não utilizadores da tecnologia. *Telemed J E Health 2007;13:487-99.*

30. **Driss A.** Apoio da União Europeia ao sector da saúde na Tunísia. A telemedicina como uma boa prática para aliviar a escassez de médicos especialistas em regiões desfavorecidas da Tunísia. *[Em linha]. 2022 [Acedido em 15/05/2023], disponívela no URL: http://www.santetunisie.rns.tn/images/ docs/anis/actualite/2018/avril/paz2/Artigo-4---La-tlmdecine-_valuation- PAZD-II.pdf*

31. **Lombardo F.** La telemedecine en medecine generale : évaluation du point de vue et du ressenti des medecins generalistes [Estes]. *Paris: Universite Paris 6, Faculte de Medecine; 2013.*

32. **Mathieu S.** La teleconsultation: 1'avis des medecins generalistes dans les Alpes Maritimes [Estes]. *Nice: Universite de Nice-Sophia Antipolis, Faculte de Medecine; 2012.*

33. **Messon T.** Qual é o papel dos médicos de clínica geral no desenvolvimento da telemedicina? Enquete aupres des medecins generalistes de Gironde [Estes]. *Bordéus: Universite de Bordeaux, Faculte de Medecine; 2017.*

34. **Carre E.** Telemedecine: representations et experiences des medecins generalistes: Etude qualitative mènee aupres de medecins generalistes du Languedoc-Roussillon [Estes]. *Montpellier: Universite de Montpellier I, Faculte de Medecine; 2013.*

35. **Al-Samarraie H, Ghazal S, Alzahrani AI, Moody L.** Telemedicina nos países do Médio Oriente: Progressos, barreiras e recomendações políticas. *Int J Med Inform 2020;141:104232.*

36. **Haw-Shing L.** Programa "Telemedecine en EHPAD " en Gironde : enquete de satisfaction en medecine generale [Estes]. *Bordeaux: Universite de Bordeaux 2, Faculte de Medecine; 2016.*

37. **Durupt M, Bouchy O, Christophe S, Kivits J, Boivin JM.** Telemedicina nas zonas rurais: representações e experiências dos médicos de clínica geral. *Sante Publique 2016;28:487-97.*

38. **Ministério da Saúde Pública.** Programa de Desenvolvimento da "Saúde Numérica" na Tunísia 2020. *[En Ligne]. 2020 [Acedido em 15/07/2023], disponível em URL: http://www.santetunisie.rns.tn/fr/prestations/programme- de-d%C3%A9veloppement-de-la-%C2%ABsant%C3%A9-*

num%C3%A9rique%C2%BB-en-tunisie
39. **Lucas J.** Le point de vue des medecins. *Realites Familiales UNAF 2011;94:54-5.*
40. **Sociedade Tunisina de Telemedicina e Saúde Eletrónica.** Telemedicina na Tunísia. *[En Ligne]. [Consulte le 15/07/2023], disponível a l'URL: https://www.telemedecine-tunisie.tn/content/la-t%C3%A9l%C3%A9m% C3%A9decine-en-tunisie*
41. **Khdimallah M.** e-sante en Tunisie: La telemedecine desormais legale. *La Presse, 06 de março de 2022.*
42. **Tobba.tn.** Teleconsulta médica, dossier médico em linha, relatório médico social e SanteLyna: espaço de saúde gratuito. *[Online]. [Consulte le 15/07/2023], disponível a l'URL: https://www.tobba.tn*
43. **Med.tn.** Com a Med, marque uma consulta online com o seu médico. *[Online]. [Acedido em 15/07/2023], disponível em URL: https://www.med.tn*

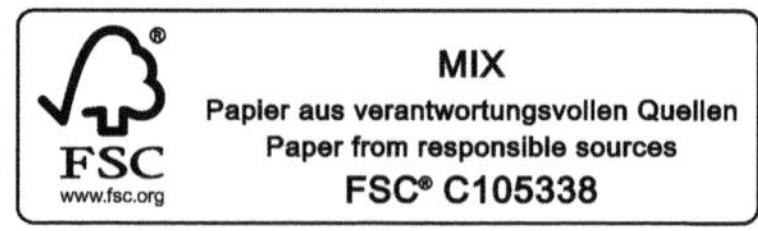

Printed by Books on Demand GmbH, Norderstedt / Germany